변화하는
입시제도에도
흔들리지 않는

'스스로'
공부 잘하는
아이를 키우자!

걸음마 때 시작하는
가장 빠르고
가장 완벽한

엄마의
선행학습법!

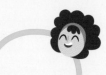

아이가
책을 읽기
싫어해요!

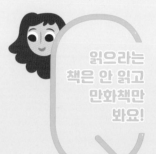

읽으라는
책은 안 읽고
만화책만
봐요!

책은 많이
읽었는데
왜 성적이
안 오르죠?

다 읽었다는데,
물어보면
내용을
몰라요!

이제, 그 답을 찾아드립니다!
25년 경력의 독서교육
노하우 전격 공개!

독서교육을 시작하기 위해 지금 바로 해야 할 일

1 엄마가 알던 독서법을 잊자.

2 필독서 목록을 버리자.

3 내 아이를 위한 독서목록을 만들자.

4 아이의 장점을 찾고 교감하자.

독서교육이 꼭 필요한 이유

UP 독해력과 교과서 공부력

UP 나만의 학습탐구 개발력

UP 간접경험으로 공감력과 소통능력

UP 창의융합형 인재로 성장가능성

엄마만 할 수 있고, 가장 잘할 수 있는 독서교육법

1 책을 선정하는 방법

2 책 읽기를 좋아하게 하는 방법

3 독후감을 작성하는 방법

4 공부를 잘할 수 있게 만드는 방법

이 책 한 권으로 모두 배울 수 있다!

엄마와 함께하면 독서가 재밌어진다

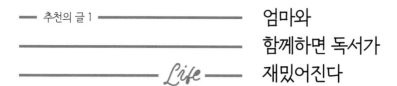

"이렇게 책이 많은 집은 손에 꼽을 것 같습니다."

몇 년 전 이사할 때 이삿짐센터 직원분이 했던 말이다.

우리 집에는 늘 책이 많았다. 어렸을 때부터 어머니와 책을 읽게 된 것은 당연한 수순이었다. 가장 오래 머무는 공간에서 가장 접하기 쉬운 것이 책이었으니 말이다. 자주 보면 정든다는 말이 있듯이 책이 친숙했기에 자연스레 호감을 갖게 됐다. 책에 호감을 갖는다는 것은 매우 중요하다. 독서에 대한 부담감을 덜 느끼게 되기 때문이다.

독서가 힘들다는 주변 친구들과 이야기해보면 대부분 책 읽을 시간이 없다고 하거나 시간이 나도 휴대폰을 들여다보게 된다고 한다. 현대인들이 책을 읽지 않는다는 내용의 수많은 뉴스도 이와 비슷한 맥락이다. 책 대신 휴대폰을 보는 이유는 무엇일까? 아마도 책보다 휴대폰이 더 친숙하기 때문일 것이다. 책이 어렵고 부담스럽다면 꾸준히 독서하기 어렵다.

부담 없이 책을 펼칠 수 있어야 자주 독서를 할 수 있고, 이는 습관으로 이어질 수 있다. 나는 운 좋게도 책에 대한 호감을 바탕으로 독서를 할 수 있었다. 여기에 다양한 책을 읽으면 좋겠다는 어머니의 지도는 장르를 가리지 않게 해주었다.

나는 어머니와의 독서를 통해 비판적 사고를 할 수 있게 되었다. 책을 읽은 후에는 어머니나 친구들과 이야기를 나누었다. 책 내용을 토대로 이야기하기 위해서는 밀도 있게 독서를 해야 했다. 책의 내용, 저자의 관점 등을 파악해 생각을 정리해야 하고, 그 생각을 나만의 언어로 풀어내야 하기 때문이다. 그저 활자를 쫓아가는 게 아니라 글쓴이의 생각을 읽어야 했던 것이다. 저자의 주장을 온전히 파악한다면 그와 관련된 나만의 생각을 구축할 수 있다. 어머니나 친구들과의 대화는 나와 다른 다양한 시각을 접할 수 있게 해주었고, 사고의 스펙트럼을 넓히는 기회가 되었다. 뿐만 아니라 토론하는 방법, 토론에 참여하는 태도, 타인의 이야기를 경청할 수 있는 자세를 터득할 수 있었다.

비판적 사고가 영향력을 십분 발휘한 적이 있었는데, 바로 대입 논술 시험을 볼 때였다. 나는 좀 더 빠르게 논제를 이해할 수 있었고, 논술 답안을 쓰는 데도 큰 어려움을 겪지 않을 수 있었다. 비판적 사고를 바탕으로 논술을 준비한 결과, 원하는 대학에 합격하게 되었다.

어머니는 내 인생에서 독서의 첫 발판을 마련해주셨다. 어렸을 때부터 어머니와 함께 독서를 하면서 책을 좋아하게 되었고, 이것이 나의 큰 자산이 되었다고 자부한다.

최병윤(연세대학교 재학 중)

내 아이의 독서 지도는 엄마가 가장 잘할 수 있다

Mom

 사춘기를 맞아 급격히 말수가 줄어든 아들 때문에 많이 힘들었다. 이 책을 좀 더 빨리 만났다면 아들과 원활한 소통이 가능하지 않았을까 하는 생각이 든다. 30년 가까이 독서 지도를 하면서 두 아들을 훌륭하게 키워낸 저자를 보며 부러움이 앞서기도 했다.

저자의 독서 지도에는 인생철학이 녹아 있다. 아이들을 끝까지 믿어주고 기다려주며 아이가 낸 결과에 대해 무조건 지지함으로써 자존감 높은 아이를 키워낼 수 있다는 것과 아이의 단점을 보완하기보다 장점을 칭찬해주고 책을 통해 공감 경험을 쌓게 해주면 소통하는 능력, 바른 인성, 튼튼한 공부력까지 키울 수 있다는 것이다.

저자는 '내 아이의 독서 지도는 엄마가 가장 잘할 수 있다'고 말한다. 이 책은 도서 선정부터 독서기록장과 독후감 쓰는 법, 토론하는 방법까지 자세하게 알려주면서 저학년 아이를 둔 부모에게 아주 유익하다. 또한 사춘기 아이와 소통을 원하는 부모도 책 읽기를 창구로 활용하는 데 충분한 도움을 받을 수 있을 것이다.

나 역시 책을 통해 나 자신과 만나는 경험을 해야 할 것 같다. 나아가 무엇보다 진정성 있게 아들과 소통한다면 저자가 말하는 '오늘이 행복한 삶'이 되지 않을까 생각한다.

박현정(고등학교 2학년 아들을 둔 학부모)

읽고 싶은 책, 하고 싶은 공부

교육이라는 것은 지식을 가르침으로써 개인의 인격을 형성시키는 과정이다. 이를테면 국어, 수학, 도덕 등의 과목으로 '수업'을 하면서 아이들에게 생각하는 방법, 사람들과 잘 지내는 방법을 가르쳐주는 것이다. 우리는 독서를 함으로써, 또 아이들에게 독서를 권유함으로써 앞서 말한 사고력과 사회성을 키울 수 있다. 그래서 교육이 목표하는 것 중 하나가 '독서하는 인간 만들기'이다. 독서 자체가 인격을 형성하는 과정이기 때문이다.

그러나 우리나라 교육의 방점은 '교육'보다는 '진학'에 있다. 대학 입시에서의 과한 경쟁이 초래한 안타까운 결과이다. 공부도, 독서도 입시를 위한 하나의 수단이 되었다. 그렇게 되는 순간 독서의 효용 가치는 현저히 줄어든다. 몇 가지 '읽어야 하는' 책들을 스펙 쌓듯이 읽어내고 다 끝내면 구석으로 치우는 식으로는 깨달음을 얻기 힘들다.

독서는 본질적으로 능동적인 행위이다. '내가 선별해준 몇 가지만 무조건 읽어야 해!'라며 중요성을 제한하는 것은 이상적인 독서와는 거리가 멀다. 더욱이 공부할 시간에 책을 읽느냐고 꾸지람하는 것은 그야말로 주객전도의 상황이다. 또한 입시만을 위한 최소한의 독서, 초고속 선행학습은 나무만 보고 숲을 보지 못하는 것과 같다. 아이가 올바른 교육을 받을 수 있도록 여유를 가지는 것이 최우선이다.

나는 초등학교 4학년 말부터 고등학교 2학년 겨울 방학 때까지 선생님과 함께 공부했다. 선생님은 책 읽기나 공부를 하고 싶게 한 다음에 읽고 싶은 책을 읽고, 하고 싶은 공부를 할 수 있게 도와주셨다. 당장 문제의 정답을 알기보다 여유롭게 생각하고 고민해보는 방식이 스트레스도 덜 받게 해주었다. 결과적으로 성적 향상에도 도움이 됐다. 또한 지금까지도 나의 사고방식이나 문제 해결력에 큰 영향을 미쳤다.

이 책을 통해 부모님들이 조급하게 어부바를 하기보다 보폭을 맞춰서 천천히 걷는 것이 아이와 고개를 잘 넘을 수 있는 방법이라는 사실을 알게 되었으면 좋겠다.

소영하(연세대학교 재학 중)

공부의 문이 열린다!

기적의 초등 독서법

공부의 문이 열린다!

기적의 초등 독서법

· 오선균 지음 ·

자녀에게 맞는 방법을 찾지 못하고
오늘도 고군분투하는 엄마들을 위하여!

따스한 봄 햇살을 맞으며 놀이터에서 옹기종기 놀고 있는 아이들의 모습을 지켜보면서 이야기꽃을 피우는 엄마들을 보면 아이에 대한 사랑이 가득하여 마냥 행복할 것만 같다. 하지만 엄마들은 알고 있다. 엄마 역할의 기쁨도 크지만 아이가 커갈수록 엄마도 아이도 힘든 고비를 넘겨야 한다는 것을. 아이가 어린이집이나 유치원에 가면 잘 적응하며 지낼 수 있을지, 초등학교에 입학하면 선생님, 반 아이들과 즐겁게 생활할 수 있을지 걱정이 된다. 초등학교 고학년이 되면 중학교에 가서 공부를 잘하려면 무엇을 준비해야 하는지도 걱정해야 해서 마음이 편하지 않다.

중학교에 가면 성적도 걱정해야 하지만 사춘기라는 어마어마한 복병이 더 문제다. 요즘은 사춘기 시작 연령이 점점 더 어려져 초등학교 고학년부터 시작되기도 한다. 엄마가 성적에 대해 잔소리하는 것도 싫은 마당에 친구 관계에 간섭하면 갈등이 더 심해진다. 그렇게 홍역을 치르고 고등학교에 올라가면 이제 아이도 엄마도 입시라는 무거운 짐을 지고 힘겹게 버텨내야 한다. 이런 어려움을 덜어내기 위해 이름난 육아 책과 공부법을 다룬 책들을 읽어보고 따라해보려고 하지만 내 아이에게 딱 맞는 방법은 어디에서도 찾을 수 없다. 이미 알고 있는 이야기이거나 거의 비슷한 주장들뿐이다. 또는 너무나 특별한 상황에서의 성공담이거나 아이가 뛰어난 경우들이 많아 별반 도움이 안 된다. 그리고 내 아이에게 당장 나타난 문제가 아니라 별다른 감흥도 느껴지지 않는다.

　여러 가지 어려움이 있겠지만 아이와 엄마를 가장 힘겹게 만드는 것은 공부다. 너무 자주 바뀌는 입시제도 때문에 내 아이만 손해를 보는 듯하니 엄마는 어떤 기준을 가지고 입시를 준비해야 하는지 불안할 수밖에 없다. 교육 관련 책을 보면 제시하는 방법은 다르지만 대부분이 강조하는 공통점이 있다. 독서를 꾸준히 하고, 아이 스스로 즐기면서 할 수 있도록 동기 부여를 해주고, 인성까지 갖춘 아이로 키우라는 것이다. 이것은 대부분의 부모들이 간절히 바라는 자녀의 모습이다. 이것이 말처럼 쉬우면 얼마나 좋을까?

창의력이 가장 중요한 시대인 4차 산업 시대를 맞이하여 독서의 중요성이 더욱 강조되고 있고 모든 분야의 전문가들이 한결같이 독서의 중요성을 역설하지만 독서의 양극화는 더 심화되고 있다. 대학 입시 만점자들은 고등학교 때까지 꾸준히 독서를 한 경우가 많다. 보통의 아이들은 교과 학습에 밀려 독서를 전혀 하지 않거나 독서를 하더라도 초등학교 저학년 때까지 집중적으로 하고 더 이상 확대하여 깊이 읽기를 안 한 경우가 많다. 그래서 독서 관련 사안(과제, 독서 행사 등)이 있을 때 일회성으로 읽고 끝내는 바람에 연계성을 가지지 못한다.

필자는 25년 동안 독서와 논술, 국어를 지도했다. 초등학교부터 고등학교까지 연계성을 가지고 지도해온 것이 가장 큰 장점이라고 할 수 있다. 대부분의 부모님들은 '독서'라고 하면 쉽게 접근할 수 있다고 생각하는데, 자기 방식으로 접근하다가는 잘못된 방법으로 지도할 수도 있다. 무엇보다 12년 동안(초등학교 1학년부터 고등학교 3학년까지) 무엇에 중점을 두고 일관성 있게 지도해야 하는지 기준을 정하는 것이 쉽지 않다.

이 책에서는 대학 입시를 위해 초등학교부터 고등학교까지 어떻게 해야 하는지, 독서를 교과 학습과 연계하여 지도하는 방법을 제시한다. 자주 변하는 입시제도와 복잡한 입시전형에서 엄마가 흔들리지 않는 기준을 가지고 든든한 지원군으로서의 역할을 할 수 있도록 필자의 25년 지도 경험에서 얻은 방법을 공유한다.

들어가는 글

내 아이를 공부도 잘하고, 자존감도 높고, 엄마와(엄마뿐만 아니라 세상과) 소통도 잘하는 아이로 기르기 위해 다양한 방법으로 고군분투하며 부단히 노력하는 엄마들이 필자가 제시하는 독서 지도 방법에서 내 아이에게 맞는 방법을 찾을 수 있기를 바란다. 아이를 알고, 나를 알고, 입시의 핵심을 알면 어려움과 불안감을 극복할 수 있다. 그러면 엄마도 아이도 함께하는 시간이 행복할 것이다.

즐겁게 보람을 느끼며 일할 수 있도록 한결같은 지지와 많은 도움을 준 가족들에게 고마움을 전하고 싶다. 수많은 아이들을 지도한 지난 시간들은 너무나 소중하고 행복했다. 나의 두 아들은 엄마와 책을 읽고, 생각을 나누었고, 입시라는 관문을 무사히 통과했다. 그리고 지금도 여전히 엄마와 함께 책과 세상의 관심사에 대해 이야기를 나눌 수 있음이 감사할 따름이다.

차 례

Chapter 1
초등 독서의
판을 바꿔야 하는 이유

엄마가 알던
독서법은 버려라

자녀의 문제 해결력을
기르는 독서

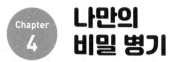

Chapter 4
나만의 비밀 병기

Chapter 5
10년 후 살아남기
– 12년 연계 독서와 학습법

Chapter 6 엄마는 든든한 지원군

이제는 스스로 학습 동기를 키워서
콘텐츠를 효율적으로 활용하는 것이
최선의 교육이다.
또한 4차 산업혁명 시대를 맞아
소크라테스가 일깨운 대로 '자신을 아는 것'이
로봇과 다른 지적 존재로 성장하는 첫걸음이다.

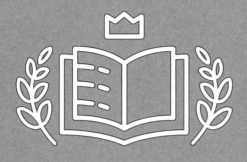

Chapter 1

초등 독서의
판을 바꿔야
하는 이유

4차 산업혁명과 인공지능 시대

    2016년 3월 9일부터 15일까지, 총 5차례에 걸쳐 이세돌 9단과 알파고(AlphaGo)의 대국이 펼쳐졌다. 최고의 인공지능 바둑 프로그램과 최고 실력자의 대결은 전 세계의 주목을 받았지만 결과는 모두가 아는 대로 알파고가 4승 1패로 이겼다. 우리나라에서 벌어진 대국이라 많은 사람들이 관심을 가지고 지켜보았고 전문가들도 여러 가지 결과를 예측했지만, 결국 이세돌 9단이 1승을 한 것에 만족해야 했다. 이 대결을 계기로 많은 사람들이 4차 산업혁명과 인공지능 시대에 살고 있다는 사실을 체감하게 되었다.

4차 산업혁명은 인간만이 할 수 있다고 여겼던 전문직조차 위협하고 있다.
빠르고 광범위하게 확산되어 무엇이 어떻게 변할지 예측이 불가능하다.
현재로서는 스스로 학습 동기를 키워서
콘텐츠를 효율적으로 활용하는 것이 최선의 대응법이다.

인류는 영국에서 시작된 증기기관과 기계화로 대표되는 1차 산업혁명, 전기를 이용한 대량 생산이 본격화된 2차 산업혁명, 인터넷이 이끈 컴퓨터 정보화 및 자동화 생산 시스템이 주도한 3차 산업혁명을 겪었다. 그리고 현재, 우리는 지능적으로 제어할 수 있는 시스템 구축이 기대되는 산업상의 변화인 4차 산업혁명 시대에 살고 있다.

4차 산업혁명의 예는 주변에서 쉽게 찾아볼 수 있다. 대표적인 것이 자율주행 자동차다. 자율주행 자동차는 말 그대로 운전자가 직접 운전하지 않아도 차량에 내장된 컴퓨터를 통해 스스로 주행

하는 자동차를 말한다. 현대자동차를 비롯하여 애플, 테슬라, 구글 등에서는 2020년 즈음에는 완벽한 자율주행 자동차를 출시하기 위해 연구 및 개발을 진행하고 있다.

인간의 고유 영역이라 여겼던 서비스직과 전문 영역에까지 로봇이 진출했다. 로봇이 햄버거를 만드는 것은 물론 일본에는 로봇이 모든 서비스를 제공하는 호텔도 등장했다. 사람의 고유한 창작 활동이랄 수 있는 소설도 인공지능 로봇이 쓴 것과 사람이 쓴 것을 구분할 수 없다는 기사를 접했을 때는 놀라움을 넘어 경악스럽기까지 했다. 그뿐만이 아니다. 로봇은 인간의 생명을 다루는 의학 분야까지 진출하여 의사와 함께 병을 진단하는 것은 물론 수술까지 한다. 4차 산업혁명은 이미 시작되었고, 그 중심이랄 수 있는 인공지능은 우리 생활 깊숙이 들어와 있다고 할 수 있다.

4차 산업혁명에서 출현하는 신기술과 광범위한 혁신은 과거의 산업혁명 때와는 비교도 안 될 정도로 빠르고 폭넓게 확산되고 있다. 하지만 지구촌 곳곳에서는 아직도 과거의 산업혁명이 지속되고 있다. 아직 전 세계 인구의 17%가 2차 산업혁명을 경험하지 못한 상태이다. 전기를 사용하기 어려운 사람이 약 13억 명에 이른다. 3차 산업혁명 역시 마찬가지다. 전 세계 인구의 절반이 넘는 40억 명은 인터넷을 사용하지 못하고 있고, 이들 대부분이 개발도상국에 살고 있다. 독일의 세계적인 경제학자 클라우스 슈밥의 분석이다(클라우드 슈밥, 《클라우스 슈밥의 제4차 산업혁명》).

여기서 알 수 있는 사실은 전 세계에는 1차 산업부터 4차 산업까지 공존하고 있고, 그 차이는 점점 벌어져 지금은 도저히 극복하기 힘든 상태라는 것이다. 4차 산업은 몇몇 국가만이 독점하고 있다. 4차 산업혁명의 중심에 있고 인터넷 보급률 세계 1위인 우리나라에서도 개인 간의 격차는 더욱 심해지고 있다. 4차 산업혁명은 지난 산업혁명과는 비교도 안 될 정도로 빠르고, 광범위하게 확산되어 국가가 통제하기에는 역부족이다. 이런 상황에 적응하기 위해 무엇을 어떻게 해야 할지는 전문가들도 예측하기 어렵다고 하니 우리 같은 보통 사람은 더더욱 알기 어려울 것이다.

기존의 산업혁명과 4차 산업혁명이 근본적으로 다른 점은 이세돌 9단과 알파고의 대국에서 발견할 수 있다. 사람들은 인공지능이 스스로 문제를 인식하고 해결할 수 있는 지능을 가지고 사람과 대결한다는 사실에 위기감을 느끼게 되었다. 의사나 변호사 같이 인간만이 할 수 있다고 여겼던 전문직조차 인공지능에게 위협받는다는 사실은 당황스럽기까지 하다.

이런 상황에서 교육의 방향과 목적은 모호해진다. 교육이 지금과 같은 방식으로 계속되어서는 안 된다는 공감대는 충분히 형성되어 있다. 지금의 학교 교육이 위협받고 있는 이유는 앞으로 한 가지 전문 지식만으로는 평생을 살아갈 수 없기 때문이다. 지식의 유효기간이 짧아지고 있다. 4차 산업의 급속한 진행은 학교에서 습득한 지식과 기술로는 대처하기가 힘들고, 사회에서 당장 필요로 하는 지식과 기술은 학교에서 배우기 힘들다. 아무리 좋은 대학을 졸업했다고 해도 직무 환경이 근본적으로 또 지속적으로 빠르게 변화하는 환경에서 최신 정보와 기능을 습득하지 않으면 의미가 없다. 그래서 정형화된 학교 교실을 벗어난 새로운 교육들이 시도되고 있는 것이다.

4차 산업과 관련한 대표적인 교육 형태로 온라인을 활용한 고등 교육법을 들 수 있다. 대표적인 것이 '무크(MOOC: Massive Open Online Courses)'다. 다양한 형태의 무크가 교육 시장에서 선풍적인 인기를 누리고 있다. 새머컨이 2006년 설립한 비영리 온라인 교육 프로그램인 칸 아카데미가 대표적인 무크 프로그램이다. 미국을 비롯한 전 세계 유수의 대학과 교수들이 고급 교육과정을 온라인에 특화된 교육 수단을 통해 제공하는 기업 형태의 온라인 교육 서비스도 등장하고 있다. 우리나라에서 2011년 설립한 코세라가 대표적이며 119개 대학, 기관과 파트너십을 맺고 수준 높은 교육을 제공하고 있다. 카이스트도 코세라에 강좌를 제공하기 시작했다. 뿐만 아니라 사이버 대학들도 다양한 영역으로 교육을 확대하고 있다.

이제는 스스로 학습 동기를 키워서 콘텐츠를 효율적으로 활용하는 것이 최선의 교육이 되어가고 있다. 소크라테스가 일깨운 대로 자신을 아는 것이 로봇과 다른 지적 존재로 성장하는 첫걸음이다. 《논어》의 '옹이 편'에서는 '아는 것은 좋아하는 것만 못하고 좋

아하는 것은 즐기는 것만 못하다'고 했다. 공부 감성을 명쾌하게
지적해주는 명언이다. 오늘날에 딱 맞는 유용한 공부법이다.

창의적으로 문제 해결하기

초등학교 수학 교육이 바뀌고 있다. 사고력과 문제 해결력을 위한 스토리텔링 수학이 큰 줄기다. 숫자와 부호를 보고 기계적으로 문제를 푸는 것이 아니라 문제를 읽어 상황을 인지한 후 적절한 식을 세워 문제를 풀어야 한다. 아이가 잘 모른다고 했을 때 문제를 설명해주고 "이렇게 식을 세우면 되겠네. 이제 식을 풀어봐."라고 했다면 이것은 아이가 문제를 푼 것이라고 할 수 있을까?

지금부터 스토리텔링 수학을 통해 창의적으로 문제를 해결하는 과정을 살펴보자.

스스로 문제를 발견하고 창의적으로 해결하는 능력이 요구되는 시대다.
그런데 학교에서는 내용이 잘 정리된 유인물을 나눠준다.
아이들은 맥락도 모른 채 단순 암기를 하고 시험을 보고 나면
다 잊어버리는 악순환이 반복되고 있다.

〈문제〉

민희네 반에서는 미술 시간에 수수깡을 이용하여 자연에 어울리는 새장을 만들기로 하였습니다. 선생님께서 모둠별 준비물을 나누어주셨습니다. 민희네 모둠이 4명일 때, 민희가 갖게 되는 수수깡은 몇 개인지 구하시오.

○ 자연에 어울리는 새징 만들기

모둠 준비물: 수수깡 48개

개인 준비물: 색종이 4장, 누름 못 8개, 두꺼운 도화지 1장, 색연

필, 원형 고리

만드는 방법

1. 새장의 특징이 잘 드러나도록 종이에 스케치를 합니다.

2. 새장을 놓고 싶은 장소를 정합니다.

3. 모둠원이 수수깡을 똑같이 나누어 갖고, 자연에 어울리는 새장을 만듭니다.

《디딤돌 스토리텔링 수학 3-2》에서 인용)

이 문제를 풀려면 우선 문제를 해결할 수 있는 단서부터 찾아야 한다. 전체 수수깡의 개수, 민희네 모둠의 인원수, 그리고 몇 개의 수수깡을 갖게 될 것인가를 구하기 위해 어떤 계산 방식을 사용할 것인지 등을 파악해야 한다. 그래야 식을 세워 문제를 풀 수 있다. 핵심을 파악하지 못하면 문제를 풀 수 없다. 예전처럼 단순히 $48 \div 4$를 풀기만 하던 것과 방식이 완전히 달라졌다.

이 문제를 풀면서, 자연에 어울리는 새장을 만들기 위해 필요한 재료는 무엇일까? 수수깡을 사용하는 이유는 무엇일까? 새장을 놓아야 하는 장소는 어디일까? 왜 새장을 만들어주려고 하나? 새장을 만든 후에 어떻게 관리할 것인가? 만든 새장은 어떤 새들이 사용하기에 적합한가? 등을 생각해볼 수 있다. 수학 문제를 풀면서 이런 것들을 생각하는 것이 쓸데없다고 할 수 있을까?

아이는 수학 문제를 풀면서 미술과 과학도 융합된 폭넓은 생각을 할 것이다. 문제를 풀다가 호기심이 생겨 만들기를 해보고 싶을 수도 있고, 동네 공원이나 뒷산에서 무심코 지나쳤던 새들이나 자연환경에 대해 관심을 갖게 될 수도 있다. 물론 모든 아이들이 이런 문제를 반기는 것은 아니다. 재미를 느끼는 아이가 있는 반면 생각하는 게 귀찮아 그냥 계산만 하는 게 낫다는 아이도 있다. 여기서 중요한 점은 수학 과목에 이와 같은 스토리텔링을 도입한 의도를 생각해보고, 아이들에게 어떤 능력을 키워주어야 하느냐는 것이다. 지금 아이들에게 필요한 것은 스스로 문제를 발견하고 질문할 수 있는 능력이다.

아이가 질문을 했다면 문제를 풀 수 있는 단서를 찾아보게 하고 과정을 만들어갈 수 있도록 유도해야 한다. 그런데 "이건 이렇게 해서 답이 이거잖아." 하고 바로 답을 가르쳐주고, 이 쉬운 문제를 왜 못 푸느냐고 핀잔한다면 아이는 다음부터 문제 풀기를 주저하게 될 것이다. 문제를 해결하는 훈련을 하지 않았기 때문이다. 창의적으로 문제를 해결하기 위해서는 먼저 문제를 분석하고(읽고 분석-구하려는 것, 주어진 조건) 해결 전략을 수립해야 한다. 이때 식을 만들어 해결하기, 그림을 그려 해결하기, 표를 만들어 해결하기, 규칙을 찾아 해결하기, 조건을 따져 해결하기, 단순화하여 해결하기 등 자신이 할 수 있는 방법으로 문제를 해결하면 된다. 문제를 푸는 방법은 한 가지만 있는 것이 아니니까 말이다.

수학 교과과정에서의 이런 시도들이 국어, 과학, 사회 등 전 과목에 걸쳐 시행되고 있는 이유는 무엇일까? 현재 우리 교육의 문제점과 시대적 변화 때문이다. 김대식 교수는 《어떻게 질문할 것인가》에서 우리 학문의 가장 큰 문제점을 명료하게 지적했다. 김교수는 부족한 예산, 주입식 교육 같은 단골 변명을 원인으로 들수도 있지만 진정한 문제는 우리가 여전히 남들이 다하고 남은 '설거지' 연구만 하고 있기 때문이라고 했다. '설거지'라는 표현이 다소 충격적이긴 하지만 정확한 표현이라고 생각한다.

김 교수는 이를 매우 현실적으로 지적하며, 아이들이 새로운 질문 대신 남들이 이미 다 풀어본 교과서적인 문제들만 풀고 있기 때문이라고 말한다.

"누구도 보지 못한 새로운 시선에서 세상을 바라보기보다 남들이 이미 다 보고 깔끔하게 앨범에 정리한 사진이나 다시 정리하는 그런 일들을 하고 있기 때문이다."

아이들이 어떻게 공부하고 있는지를 정말 명쾌하게 짚어냈다. 오늘날은 스스로 문제를 발견하고 해결하는 능력이 요구되는 시대다. 뿐만 아니라 문제를 발견하고 해결하는 과정에서 창의성이 발휘되어야 한다. 그런데 그런 능력은 점점 약화되고 있다. 선행학습이 주가 되다 보니 문제의 맥락을 파악할 기회가 없는 것이다. 선생님은 모든 것을 정리해서 설명해준 다음 "이제 똑같이 해 봐라." 하는 식으로 더욱 강화된 주입식 교육을 하고 있다. 시대는 능동적이고 주체적인 사고력을 요구하지만, 아이들은 수학과 과학 과목까지도 가르쳐주는 대로 외우는 암기식 수업을 받고 있다. 그러니 질문할 필요도 없고, 창의적 해결 방법을 찾아보려 시도할 필요도 없는 것이다.

공자 이후 그의 제자들이 종합한 '학문사변행(學問思辨行: 배우고 묻고 생각하고 분별하고 행동하라)'은 평생 공부를 강조하면서 오늘날에도 기본이 되고 꼭 필요한 실질적인 공부 지침을 알려준다(김영수, 《현자들의 평생 공부법》). 배운 것을 내 것으로 만들어 새롭게 질문하고 생각하며 다른 점들을 분별할 줄 알아야 또 다른 질문도 할 수 있다.

그런 면에서 우리 교육은 매우 부족하다. 학교에서는 스스로 정리해볼 기회는 주지 않고 내용이 잘 정리된 유인물을 나누어주고, 아이들은 맥락도 모르고 외우기만 한다. 학원을 위시한 사교육 현장에서는 더 친절하게 요약해서 정리해준다. 아이는 내용을 정리할 필요가 없으니 직접 읽지 않고, 의도를 파악할 필요가 없으니 생각하지 않는다. 질문도 하지 않는다. 궁금한 점이 생겨야 질문도 하고 다른 방향으로 생각해볼 수 있을 텐데, 그런 기회는 솜처럼 오지 않는다. 지금도 정리된 내용을 외우기만 하는 공부법을 반복하고 있다.

초등 독서의 판을 바꿔야 하는 이유

시선의 높이가 달라져야 한다

"인간은 자기 시선의 높이만큼만 산다."

2017년 6월 15일, 강의를 시작하자마자 내던진 최진석 교수의 일갈이다. 최 교수는 다음과 같이 말했다.

"우리는 지금까지 지식 수입국이었다. 철학을 위시한 인문학도 외국의 것을 잘 정리하는 수준에 멈춰있고, 자신만의 시선과 생각이 없이 1등만을 중시하며, 전략이 없이 전술에 의해서 움직였던 것이다. ……우리가 사는 방식과 시선을 그대로 유지하면 지금의 이 현실도 유지하지 못하고 더 밑으로 추락할 것이다."

지금도 살기 힘들다고 각계각층에서 아우성이다. 12년 동안 유

시선의 높이가 달라져야 하는 전략이 필요한 시대다. 그런데 자신만의
기준과 성찰 없이 남들과 비슷한 생각을 하고 내일의 나도 지금의 나와 비슷한
생각만 하며 살아간다면 더 이상 시선의 높이가 달라질 수 없다.
기존의 독서법을 버리고 책을 읽어야 하는 이유다.

지해오던 2만 달러대의 국민 소득도 하루아침에 추락할 수 있다
니! 머리를 한 대 맞은 느낌이다. 고도성장은 아니더라도 꾸준히
성장할 것이라는 막연한 기대감을 가지고 있었는데 그마저 추락
할 수도 있다니! 4차 산업 시대에는 그럴 수도 있겠다 싶다.

탁월한 시선이 필요하다. 그것은 '전략적 시선'이라는 것이다.
전략적 시선은 판을 다시 짜고 새로운 흐름을 민들어가는 섯이기
때문에 유일한 것, 고유한 것을 중요하게 여긴다. 그래서 남과 비
교하고 경쟁할 필요가 없다. 전술적인 것과는 급이 다르다. 전술

적인 것은 짜인 판에서 움직이는 것이라서 1등이 중요하다. 서로 비교하고 무한 경쟁만이 요구된다(최진석 교수의 강의 내용 중에서). 강의를 듣고 우리 사회가 왜 이렇게 경쟁이 심한지, TV 광고에서 조차 회자되던 '1등만 기억하는 세상'을 거부감 없이 수긍했는지 좀 더 명확해졌다.

이제는 시선이 달라져야 한다. 유태인은 어려서부터 남들과 다른 것에 관심을 가지거나 호기심을 갖는 것을 대단하게 생각하고 부모도 학교도 지지해준다고 한다. 그러니 남과 경쟁할 필요 없이 자신의 관심 분야만 연구하고 발전시켜 나가면 된다. 그러했기에 노벨상을 가장 많이 탄 민족이 되었을 것이다. 이러한 전략은 지식이 아닌 생각에서 나오는 것이다. 생각은 다른 사람의 것을 흉내 낼 수 없다. 스스로 문제를 발견하고 그것에 대해 질문하고 해결해야 한다. 그렇기 때문에 책 읽기가 중요하다.

대부분의 사람들은 책을 읽을 때 기존의 평가와 다른 사람의 의견을 그냥 따른다. 또 책 내용을 알고 익히는 것에만 치우치는데 그래서는 안 된다. 그러기 위해서는 첫째, 기존의 독서법을 버려야 한다. 미디어에서 소개하는 서평을 보면 책의 대략적인 내용은 칭찬 일색이다. 이를테면 서평에서 강조하는 감동이나 느낌을 받지 못했다면 내가 무지하고 소양이 부족한 것이라 치부하게 만들어버린다. 그래서 좋아하는 분야나 작가에 대해 나만의 생각을 갖기가 힘들다. 진정한 독서는 스스로 책을 선택하고 호불호도 말할 수 있어야 한다. 누구나 명작을 이해할 수 있는 것은 아니다. 지금 당장 이해가 안 된다고 해서 기죽을 필요도 없다.

책을 읽고 다른 사람의 의견을 듣고 토론할 기회가 없다 보니 마치 나만 이해하지 못하는 것처럼 주눅 들게 된다. 여기저기서 들리는 맹목적인 찬양에 무의식적으로 동조할 필요는 없다. 억지로 기존의 가치관을 답습하려고 맞추지 않아도 된다. 책을 읽으면서 그럴 필요는 없다. 아이들에게 기존의 평가를 강요하는 것은 스스로 생각할 수 있는 기회를 막는 것이다. 자유롭게 비평하고 생각을 펼칠 수 있는 열린 태도가 중요하다.

대학 입시에서도 자신의 고유한 경험과 그 경험을 통해 느낀 점이나 달라진 점은 무엇인지를 묻는다. 그 책이 너에게 어떤 영향을 끼쳤는지를 묻는다. 다른 사람의 경험과 생각이 아니라 너의 생각이 궁금한 것이다. 그러므로 책을 읽으면 나만의 생각으로 현실 세계를 읽을 줄 알아야 한다. 따라 하는 생각이 아닌 주체적 생각을 해야 하는 것이다.

둘째, 익숙한 나에게서 벗어나야 한다. 가장 쉬운 방법이 엄마의 공부법이나 책 읽기 방법을 아이에게 그대로 따르게 하는 데서 벗어나는 것이다. 성적을 올리고 싶다면 무엇부터 해야 할까? 지금의 방식대로 열심히 하면 될까? 그렇지 않다. 현재의 공부법을 점검해서 문제점부터 파악해야 한다. 공부의 본질에 비춰 내 수준과 상황에 맞는 공부법을 찾고, 그동안 해오던 공부 양을 바꾸어야 한다. 그렇게 달라진 방식으로 정해진 목표만큼 최선을 다해야 성적이 오르는 것을 기대할 수 있다. 기존과 똑같은 방식으로 하면서 좋은 결과를 기대하는 것은 요행을 바라는 것이나 마찬가지다.

책 읽기도 마찬가지다. 기존의 방법을 고수하며 책을 읽으면서 나에게서 달라진 점을 찾을 수 있을까? 변화 없이 책을 읽으면서 생각이 달라지고 시선의 높이가 달라지기를 바라는 것은 어불성설이다. 그래서 아인슈타인은 이런 독설을 날렸다. **"어제와 똑같이 살면서 다른 내일을 기대하는 것은 정신병 초기 증세다."**

셋째, 자신의 생각을 가져야 한다. 물론 전적으로 책에만 의존할 수는 없다. 하지만 책을 통해 생각을 정립해 나갈 수는 있다. 그러기 위해서는 어릴 때부터 인문학 책을 읽도록 해야 한다. 철학, 역사, 문학 등이 습관이 되어야 한다. 특히 질풍노도의 시기를 거쳐 정체성을 서서히 정립해 가는 청소년기에 인문학 책을 읽는 습관은 매우 중요하다. 인문학 분야의 책 읽기를 통해 주체적이고 진실한 생각과 지적 호기심을 갖도록 해야 한다.

신상철 카이스트 총장은 인터뷰에서 2018년부터 무학과 입학 제도를 도입할 것이며 4차 산업 시대에는 통섭과 융합을 겸비한 인성이 매우 중요하다고 강조했다(「한국경제」 2017. 4. 9.). 아인슈타인은 "모두가 비슷한 생각을 하는 것은 아무것도 생각하고 있지 않다는 말이다."라고 말했다. 내가 원하든 원하지 않든 우리는 4차 산업 시대를 살아가야 한다. 4차 산업 시대에 아인슈타인의 말은 더욱 유용하게 다가온다. 비슷한 생각을 한다는 것은 어찌 보면 주어진 또는 강요된 생각을 따르는 것이라고 볼 수 있다. 자신만의 기준과 성찰 없이 남들과 비슷한 생각을 하고, 내일의 나도 지금의 나와 비슷한 생각만 하며 살아간다면 더 이상 시선의 높이는 달라질 수 없다.

입시 때문에 책을 읽는 것이 아니다

사실, 독서에 대한 관심이 커진 것은 서울대를 비롯한 대학 수시 모집에서 논술고사를 실시하면서부터라고 할 수 있다. 논술을 잘하려면 책을 많이 읽어야 하고 글쓰기도 배워야 한다는 분위기가 조성된 것이다. 초등학교, 중학교에서는 필독서 목록을 제시하며 독서록을 쓰게 하고 책 읽기와 관련된 행사도 많이 한다. 그런데 2012년부터 서울대가 단계적으로 논술을 폐지한다고 하자 다른 대학들도 점차 논술전형으로 뽑는 인원을 줄여나가기 시작했다. 그러면서 책 읽기 열기가 조금 식은 듯하다.

책을 읽고 사고하는 능력을 기른다면 사회 현상이나
자신이 해결해야 하는 문제들에 직면했을 때
상황을 객관적으로 보고 판단하고 실행할 수 있다.
이런 능력이 단순히 대학에 들어갈 때까지만 필요한 것은 아니다.

논술전형 대신 학생부종합전형으로 뽑는 수시가 확대되면서 독서활동 사항을 기재하는 경우가 많아졌다. 자기소개서나 면접에서 독서의 질적 수준을 검증받기도 한다. 그러나 고등학생 자녀를 둔 부모가 아니라면 입시 전형에 대해 정확하게 알기는 힘들다. 입시제도가 자주 바뀌는 이유도 있지만 입시 전형이 너무 복잡해서 미리미리 준비하기가 교육에 관심이 많은 부모도 쉽지 않다. 그래서 초등학생, 중학생 자녀를 둔 부모는 급한 미음에 독서보다는 학과 선행(특히 수학)에 치중하게 되고, 학년이 올라갈수록 독서는 점점 더 멀어지게 된다. 그러나 고등학교 학생기록부에 기록하

초등 독서의 판을 바꿔야 하는 이유

는 독서 내용을 살펴보면, 당장의 입시를 위해서 독서를 하는 것이 아니라는 것을 알 수 있다.

2018년 15개 주요 대학의 논술전형 비율은 선발 정원의 14.6%로 학생부종합전형에 뒤이어 높은 비율을 차지한다. 논술을 잘하려면 무엇보다 제시문을 분석할 줄 알아야 한다. 제시문 분석이란 제시된 글의 내용을 정확히 이해하고, 출제자의 의도를 파악하는 것이다. 출제자의 의도를 파악해서 방향을 잡아야 자신의 논지를 전개해나갈 수 있다. 이것은 논술뿐만 아니라 글을 읽을 때 필요한 가장 중요하고 기본적인 능력이다. 수능 국어에서는 말할 것도 없고 다른 모든 교과의 기본이 되는 능력이다. 수학에서조차도 출제자의 의도를 파악하는 것이 무엇보다 중요하다.

이제 논술은 단지 글을 매끄럽게 쓰고 미사여구를 잘 사용하는 글짓기가 아니다. 논술에서는 통합 교과형 문제를 제시한다. 각 교과목을 별개로 생각하지 않고 서로 유기적으로 연결하고 사고하는 능력을 보는 것이다. 이런 능력은 4차 산업 시대에 더욱 중요해지는 융합형 인재 선발의 기준이 된다. 단지 논술고사를 잘 보기 위해 필요한 것이 아니다. 교과서에서 주어진 범위를 잘 외우는 것보다 월등히 중요한 능력이기 때문에 대학에서는 이런 능력을 가진 인재를 필요로 하는 것이다.

확대된 학생부종합전형에는 독서활동을 기재해야 한다. 대학에서는 학생의 관심사가 무엇인지, 학생이 진로를 정하기까지 얼마나 많은 고민과 탐색을 했는지, 지적 역량 수준은 어느 정도인지, 대학에 와서 학업을 잘할 수 있는지 등을 학교생활기록부와 기재된 독서활동을 단서로 평가한다. 즉 고등학교 3년 동안의 학업 역량과 전공에 대한 관심, 열정, 지적 호기심, 자기주도성, 인성 등이 학생부종합전형의 중요한 평가 요소다. 대학 입시에서 학생의 독서활동을 통해 이런 요소들을 평가할 수 있다.

서울대는 자기소개서 3번에 자신에게 가장 큰 영향을 준 책 3권을 기록하라고 한다. 단순한 내용 요약이나 감상이 아니라 읽게 된 계기, 책에 대한 평가, 자신에게 끼친 영향을 중심으로 기술하라고 명시하고 있다. 이것을 잘 살펴보면 내가 그 책을 읽었다는 것을 나타내는 것이 아니기 때문에 단순히 어려운 문제 하나 푸는 능력보다 훨씬 더 종합적인 평가를 깊이 있게 다각적으로 알 수 있다. 그래서 면접에서도 읽은 책이 중요한 요소가 되는 것이다. 특히 자신에게 영향을 끼쳤다는 것은 아주 포괄적인 의미이다. 학생의 진로나 가치관, 깨달음 등을 읽은 책을 통해 가장 잘 알 수 있다고 판단하는 것이다. 책은 사람에게 많은 영향을 끼친다. **빠르게 변화하는 사회에서, 그리고 고령화 시대에 계속해서 배우는 도구로 책보다 효율적인 것은 없기 때문에 입시에서도 중요하게 평가하는 것이다.**

영화 〈비긴 어게인〉에서는 그 사람이 듣는 음악은 그 사람의 성향을 나타낸다는 대사가 나온다. 참 맞는 말이라고 공감하며 영화를 봤다. 음악이 이럴진대 책은 어떨까? 책은 한 사람의 지적 관심사와 변화에 대한 역사와 발자취라 할 수 있다. 학생부에 기록된 독서록에서는 읽은 책에 대해 평가하도록 하고 있다. 책을 읽고 그 내용을 아는 것도 물론 중요하지만 비평을 하려면 고도의 다면적 사고가 필요하다. 이린 능력은 하루아침에 책 몇 권 읽는다고 생기는 것은 아니다. 비평하는 능력은 책을 읽을 때뿐만 아니라 사회 현상이나 자신이 해결해야 하는 문제들에 직면했을 때 상황을 객관적으로 보고, 판단할 수 있도록 해준다.

수업시간에 누가 무슨 책을 썼고, 내용이 무엇인지 정도가 수업 내용의 전부였다. 학생이 직접 책을 읽어보고 고전이 된 책의 이유도 모르고 읽어보는 재미도 없이 암기에 급급했다. 그렇다고 전공이 아니면 딱히 중·고등학교 수업시간에 제목을 들었다고 책을 찾아 읽지 않았다. 더구나 사회생활을 하면서 책을 읽는다는 것은 더 쉽지 않다. 그러다 보니 성인 평균 독서량이 다른 나라에 비해 현저히 떨어진다. 그런데 요즘도 과거와 별반 다르지 않다. 책 제목만 외우다가 졸업하는 것이다. 만약 교과서에서 언급한 책들을 다 읽어볼 수는 없더라도 과목 담당 선생님이 한권이라도 아이들과 함께 읽고 수업시간에 다 같이 발표하고 자신의 생각을 토론하는 기회를 갖게 된다면 어떨까? 아이들은 물론 형식적으로 끝낼 수도 있지만 선생님이 아이들의 호기심을 자극하고(동기 부여) 아이들의 흥미를 끌 수 있도록 유도한다면 한 시간의 학과 진도보다 더 소중한 경험이 될 것이다. 더구나 학과 선생님은 누구보다 수업시간에 자신이 언급한 책을 읽히는 것이기 때문에 더욱더 폭 넓은 시각과 사고를 기를 수 있도록 할 수 있다.

지금 생각해도 작가와 작품을 바르게 연결한 것을 찾는 시험 문제는 책과 무관한 문제였다.

바르게 읽기는 모든 학습의 기본이 된다.
바르게 읽기는 글의 흐름을 파악하며
중요한 내용에 내 생각을 덧붙이지 않고
책에 나와 있는 그대로 이해하는 과정이다.
교과서도 바르게 읽기가 되어야 하고,
자습서도 설명 형식으로 되어 있으니
특히나 바르게 읽기가 중요하다.
선생님의 설명도 마찬가지다.
따라서 많이 읽는 것이 중요한 것이 아니라
바르게 읽는 것이 중요하다.

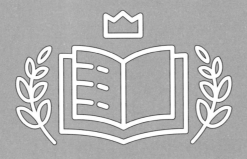

Chapter 2

엄마가 알던
독서법은
버려라

필독서는 꼭 읽어야지

"지우 엄마, 어디 가세요?"

"서점에요. 지우가 과학의 날(매년 4월 21일)에 과학 독후감 써야 한다고 해서요. 선호는 중학교 가서도 잘하지요? 선호는 중학교 필독서 미리 읽고 갔어요?"

"지우는 4학년인데 독서학원 안 다녀요? 독서 선생님한테 중학교 필독서 목록 미리 달라고 해서 다 읽혀요. 중학교 가서 할 것도 많고 어차피 꼭 읽어야 하는데."

"어머, 그래야겠네요."

엄마들은 독서를 시켜야겠다고 생각하면 우선 필독서 목록부터 필독서 선정 기준이 모호하고 선정 기준에 대한 안내도 전혀 없다.
개인별 독서 수준이 다르기 때문에 여러 요소(어휘력, 배경지식, 이해력, 사고력)를
객관적으로 고려한 독서가 필요하다.
필독서 목록에 얽매여 독서에 대한 흥미를 떨어트리지 않는 것이 중요하다.

챙긴다. 심지어 필독서 목록을 입수하지 못하면 책을 읽히지 못하는 것처럼 생각한다. 특히 공부 좀 한다는 아이의 엄마가 알려준 필독서 목록을 아주 중요한 정보인 양 소중하게 생각한다.

물론 새 학년이 되면 학교마다 독서 기록장과 함께 필독서 목록을 나누어준다. 그러니 필독서를 맹신할 수밖에 없다. 필독서 목록을 보면 부모 세대에 읽었던 문학 작품의 제목도 간간이 보이지만, 초등학생 목록은 처음 보는 제목들이 대부분이다. 20년 넘게 독서를 지도한 경험에 비춰 말하건대, 필독서 목록에 나와 있는 책을 꼭 읽어야 하고 그것만 읽으면 독서는 잘하고 있다고 생각하

는 것은 위험하다.

엄마들은 필독서를 꼭 읽어야 한다는 부담감에서 벗어나야 한다. 필독서 목록은 학년별로 구분되어 있는데, 그 기준이 모호하고 선정 기준에 대한 안내가 전혀 없다. 학교 공부는 교과서라는 기준이 있다. 수학을 예로 들면 1차 방정식은 중학교 1학년 때, 인수분해는 5학년 때 배운다는 기준이 있다. 그러다 보니 최소한 해당 학년이 되면 그 개념을 이해하고 문제를 풀 수 있어야 한다. 그러나 책은 개인별로 수준이 다르기 때문에 4학년이라고 해서 어느 정도 수준의 책을 읽어야 할지 기준을 정하기가 힘들다. 또한 책을 읽고 이해하기 위해서는 기본적으로 여러 요소들이 함께 작용해야 한다. 어휘력, 배경지식, 이해력, 사고력 같은 것을 통합해서 객관적으로 측정하기도 힘들고 학년에 맞는 기준도 모호하다. 필독서 목록이 반드시 꼭 읽어야 한다는 객관적 기준이 될 수 없다. 더구나 학교 성적이 좋다고 해서 꼭 독서 능력이 높은 것도 아니다. 가령 중학교 1학년인데 수학 선행학습을 하고 있으면 엄마들은 제 학년보다 높은 학년의 필독서를 아이에게 읽히려고 한다. 수학만큼 독서를 위해 시간을 투자하지도 않았고 책을 읽히지도 않았는데 말이다.

필독서에서 자유로워도 되는 또 다른 이유는 학교마다 필독서 목록의 수준 차이가 너무 심하기 때문이다. 어떤 초등학교에서는 4학년에게 《모모》를 읽으라고 하고, 어떤 중학교에서는 3학년 때 읽으라고 한다. 《어린 왕자》는 대부분의 초등학교 필독서로 나와 있는데, 초등학생이 내용을 제대로 이해하는지 의문이 든다. 길게 인용한 《어린 왕자》 예시를 살펴보면서 필독서 목록에 대해 다시 생각해보자. (서울대 논술고사 예시문을 그대로 인용. 중간의 '중략'은 말하고자 하는 핵심을 위해 필자가 임의로 정한 부분임을 밝힌다.)

"안녕." 여우가 말했다.

"안녕." 어린 왕자가 공손히 대답하고 둘러보았으나 아무것도 보이지 않았다.

"나, 여기 있어. 사과나무 아래⋯⋯." 작은 목소리가 들렸다.

"넌 누구니? 참 이쁘구나." 어린 왕자가 말했다.

"나는 여우야."

"이리 와서 나하고 놀자. 난 아주 쓸쓸하단다."

"난 너하구 놀 수가 없어. 길이 안 들었으니까."

"그래? 미안해." 조금 생각하다가 어린 왕자가 덧붙였다.

"길들인다는 게 무슨 말이니?" (중략)

"아니. 난 친구를 찾고 있어. 도대체 길들인다는 게 무슨 말이냐구."

"모두들 잊고 있는 건데, 관계를 맺는다는 뜻이란다." 여우가 말했다.

"관계를 맺는다구?"

"응. 지금 너는 다른 애들 수만 명과 조금도 다름없는 사내애에

엄마가 알던 독서법은 버려라

지나지 않아. 그리구 나는 네가 필요 없구. 너도 내가 아쉽지 않은 거야. 네가 보기엔 나도 다른 수만 마리의 여우와 똑같잖아? 그렇지만 네가 나를 길들이면 우리는 서로 아쉬워질 거야. 내게는 네가 세상에서 하나밖에 없는 존재가 될 것이구. 네게도 내가 이 세상에 하나밖에 없는 여우가 될 거야."

"이제 좀 알아듣겠어. 나에게 꽃이 하나 있는데, 그 꽃이 나를 길들였나봐." 어린 왕자가 말했다. (중략)

"사람들은 이제 무얼 알 시간조차 없어지고 말았어. 사람들은 다 만들어 놓은 물건을 가게에서 산단 말이야. 그렇지만 친구는 파는 데가 없으니까, 사람들은 이제 친구가 없게 되었단다. 친구가 필요하거든 나를 길들여." (중략)

"약속하고 왔으면 더 좋았을 텐데. 네가 오후 네 시에 오기로 했다면 나는 세 시부터 행복해지기 시작했을 거야. 시간이 흐를수록 나는 점점 더 행복해졌을 거구."

서울대는 이 부분을 논술고사 지문으로 제시하고 인간관계에 대한 문제점과 현대 사회의 현상과 문제점, 해결 방안에 대한 자신의 견해를 논술하라고 했다. 이미 초등학교 때 《어린 왕자》를 읽고 어설픈 선입견을 갖고 있던 수험생은 독해와 해석에 더 힘들어했다. 지문을 제대로 이해하지 못해 논점에 어긋난 답안지를 제출한 학생들이 많았다. 현장에서 수업해보면 '길들인다', '관계를 맺는다'는 의미를 맥락적으로 이해하기 힘들어한다. 중학생과 고등학생도 작가가 말하고자 하는 의도를 파악하기 힘든데 초등학교 필독서 목록에는 《어린 왕자》가 빠짐없이 등장한다. 책을 읽은 후 자신의 생각을 정리해보거나 다른 사람들과 토론할 기회를 갖지 않았다면, 책을 읽긴 했지만 제대로 의미를 파악하지 못하고 책을 읽은 경우가 대부분이다. 중학교 필독서 목록에 《어린 왕자》가 들어 있어도 초등학교 때 읽었기 때문에 다시 읽으려고 하지 않는다. 이런 식이니 필독서에만 의존한 책 읽기는 바람직하지 않다. 책 읽기의 흥미만 떨어트릴 뿐이다. 그럼 어떻게 하면 좋을까?

필독서는 참고만 하고 교과서 맨 뒤에 나와 있는 본문 출처를 밝힌(특히 국어 교과서) 전편을 읽게 하는 것이 좋다. 그것을 읽고 아이가 충분히 이해했는지를 확인해보자. 그것이 아이의 독서 수준이다. 쉽게 생각하면 좀 더 난이도를 높이는 것이 좋다. 요즘은 인정 교과서이기 때문에 여러 출판사에서 교과서를 펴낸다. 학교는 그중에서 교과서를 선택한다. 따라서 한 과목에 여러 권의 교과서가 있다. 아이가 사용하는 교과서 외에 참고할 교과서가 많으니 잘 활용하면 좋다.

필독서에 얽매여 독서의 흥미를 떨어트리지 않는 것이 무엇보다 중요하다. 아이가 흥미로워하는 분야를 먼저 파악하고 그 분야를 계속해서 읽게 하는 것도 좋다. 필독서에 너무 얽매이지 말자.

골고루 읽혀야지!

"편식하면 안 되지."

어려서부터 너무 많이 들어왔다. 편식이 지속되면 체내 이상 대사가 일어나 발육장애, 저항력 감퇴, 미각의 폭이 좁아지는 증상이 나타나고, 메뉴나 식량 사정의 변화에 대응하지 못한다고 한다. 올바른 식습관은 건강뿐만 아니라 성격에까지 영향을 미친다. 이런 기사를 접할 때마다 '그래, 편식은 무조건 나쁘다'는 생각이 더 깊이 든다.

부모들은 편식만큼이나 편독은 절대 안 된다고 생각한다. 그래서 어려서부터 책은 골고루 읽혀야겠다고 엄격한 기준을 세운다.

책을 골고루 읽혀야겠다는 강박 관념에서 벗어나자.
엄마의 강요에 의해 좋아하는 분야의 책을 마음껏 읽지 못한다면
흥미는 떨어지고 양적 독서에 그쳐,
깊이 있게 읽고 사고하는 질적 독서는 이루어지지 않는다.

흔히 초등학생 엄마들 중에, 특히 독서 지도를 잘하고 있다고 생각하는 엄마들은 계획표를 만들어 책을 읽힌다.

월요일: 역사, 화요일: 창작, 수요일: 과학, 목요일: 위인, 금요일: 사회, 토요일: 인문

이런 계획표를 반복하면서 책을 골고루 잘 읽히고 있다고 안심한다. 이처럼 편독을 막겠다고 잘 짜인 것처럼 보이는 계획표대로 책을 읽히면 문제점이 없을까?

우선 모든 장르의 책은 같은 시간에 같은 양으로 읽을 수 없다. 그런데 계획표대로라면 오늘 읽다가 멈춘 이야기의 줄거리가 매

우 궁금한데도 내일은 과학책을 읽어야 하기 때문에 그 느낌을 살려 계속해서 읽을 수가 없게 된다. 역사책을 읽다가 등장인물에 대해 더 알고 싶으면 위인전을 읽는 것이 자연스럽다. 그런데 다음날은 창작을 읽어야 해서 인물에 대한 호기심을 접어야 한다. 이렇게 하면 확산적 읽기가 이루어지지 않는다.

책을 골고루 읽힌다는 명분으로 호기심을 확장해나가지 못하고, 깊이 있게 읽지 못한다면 제대로 된 독서를 한다고 할 수 없다. 책을 골고루 읽힌다는 엄마의 강요에 의해 좋아하는 분야를 마음껏, 깊이 있게 읽지 못한다면 책 읽기에 대한 흥미는 떨어질 것이고 양적 독서에 그쳐 질적 독서는 이루어지지 않을 것이다.

엄마들은 전집을 읽힐 때도 무의식적으로 편독에 대한 편견이 작용한다. 유치원생이나 초등학교 저학년 때 엄마들은 전집을 많이 사준다. 과학 전집은 꼭 사준다. 전집을 사주면 1권부터 차례대로 읽혀야 안심이 된다. 그러나 아이들은 자기가 좋아하는 책만 여러 번, 심지어 수십 번 닳고 닳도록 본다. 그러면 엄마는 특단의 조치를 취한다. 읽은 책은 거꾸로 꽂아놓고 안 읽은 책을 읽으라고 강요하지만 아이는 좀처럼 말을 듣지 않는다. 많은 장난감 중에서도 늘 똑같은 것만 가지고 노는 것처럼 말이다.

아이들은 책을 볼 때마다 새로운 것을 발견한다. 지난번에 미처 못 봤던 구석에 있는 개미도 찾아내고, 늘 봤던 원숭이가 오늘은 또 다른 표정으로 보인다. 어른들은 이미 사물에 대한 개념이 고정되어 있지만 아이들은 그렇지 않다. 어른에게는 매우 부족한 호기심이 아이들에겐 넘친다. 이럴 때 부모는 우리 아이가 호기심도 있고 탐구심도 있으며 깊이 읽기를 하고 있구나 하고 기뻐해야 한다. 오히려 어제와 다르게 재미있는 점은 무엇인지 물어보고 지지해줘야 한다. 읽은 책만 계속 읽고 있다고 불만스러워하면 안 된다. 아이를 지지해주며 독서에 더 흥미를 느끼게 해줘야 한다. 아이가 읽는 책에 관심을 보이며 자연스럽게 이야기를 나누는 것이 좋다. 과학책을 읽었다고 해서 지식과 관련된 질문만 하는 것은 좋은 방법이 아니다. 과학책을 읽을 때 호기심과 탐구심은 매우 중요한 요소이니 아이가 발견한 사실을 물어보는 것이 좋다. '오늘 새로 알게 된 건 뭐니?' '어제 봤던 공룡과 오늘 다시 본 공룡에서 다른 점이 있니?' '무엇이 더 알고 싶니?' '왜 이 책이 그렇게 좋아?' 같은 질문이 좋다. 그러면 아이가 그 책을 수없이 보는 이유를 알게 되고 읽지 않는 책과 연결 고리를 찾아 자연스럽게 읽도록 유도할 수 있다. 책을 순서대로 안 본다고 아이를 타박하면 책에 대한 흥미는 떨어지게 된다. 아이는 엄마의 잔소리가 싫은 건데 공연히 책 때문에 혼난다고 생각해서 책을 더 싫어하게 되거나 엄마가 강요하는 책을 건성으로 읽게 된다.

초등학교 4학년 때부터 책 읽기를 함께한 남학생이 있었다. 역사와 과학 분야의 책을 좋아하고 많이 읽는 아이라 역사와 과학 지식이 상당한 수준이었다. 영어도 매우 잘했다. 그런데 창작이나 명작은 잘 읽으려 하지 않았다. 사실도 아니고 꾸며낸 이야기이며 재미도 없다는 것이다. 그래서 책을 읽은 후 감상문은 억지로 4~5줄 정도 써오곤 했다. 그래도 별다른 지적을 하지 않고 기다려줬다. 그러다가 아이가 중학교 2학년이 되어 학교 필독서인 《폭풍의 언덕》을 읽게 되었다. 또 재미없다고 할 줄 알았다. 그런데 책을 읽고 1,500자 정도의 글을 써 왔을 뿐더러 명작을 왜 읽는지 알겠다는 것이다. 세상에! 그때 아이의 성장을 기다려준 부모님과 스스로 재미와 의미를 찾아낸 학생이 대견해서 할 말을 잊고 기뻐했다. 아이는 역사적 지식을 바탕으로 배경(역사적, 사회적)에 대한 이해도가 높아서 소설 속 인물을 깊이 있고 폭넓게 바라보는 통찰력을 키울 수 있었다. 자신의 관점으로 소설을 분석하고 자신만의 비평이 가능해지자 재미가 있었던 것이다.

누구나 좀 더 좋아하는 장르가 있고 좋아하는 시기도 각자 다르다. 그것이 자연스러운 일이다.

책 읽기를 이렇게 지도해보자. 책 읽기를 좋아하는 중학생과 고등학생에게 적용해보면 좋은 방법이다. 역사 시간에 미국 남북전쟁에 대해서 배웠다면, 소설 《톰 아저씨의 오두막》이나 《뿌리》를 읽고 역사적, 사회적 배경이 어떻게 소설화되었는지 살펴본다. 이렇게 하면 인물의 성격을 훨씬 깊이 있게 이해할 수 있다. 이 시대를 배경으로 한 영화 〈게티스버그〉, 〈영광의 깃발〉, 〈링컨〉을 보고 링컨의 연설문도 찾아 읽어본다. 여기에서 역사적, 사회적 배경을 찾아보고 미국 사회에 끼친 영향과 현상도 살펴본다. 이것은 도덕이나 윤리 교과서에서 다루는 인권 문제와도 연결된다. 이를 바탕으로 오늘날 인권에는 어떤 문제들이 있나 살펴볼 수도 있다. 또는 학교에서 일어나는 폭력이나 왕따 문제를 인권과 연결시킬 수 있는지 생각해본다.

문학을 읽으면 줄거리를 알고 끝내는 것이 아니라 작가의 의도를 파악하고, 내 주변에 관심을 갖게 되는 좋은 기회가 된다는 것을 알게 되면 더 재미있게 읽을 수 있다. 그러면 요즘 아이들에게 부족한 소통 능력과 공감 능력이 자연스럽게 길러진다. 그러다 보면 그 당시 과학은 어느 정도 발전했는지 궁금해질 수도 있다. 노동력과 관련하여 과학사를 찾아 읽을 수도 있다. 이렇게 읽는 것이 확산적 읽기이고 능동적 읽기다. 이때 의도적으로 지나치게 욕심을 부리지 말자. 모든 책을 매번 이렇게 읽을 수는 없다. 아이 수준에 맞게 역사와 소설 읽기에 그쳐도 된다.

엄마의 계획표대로 책을 읽다 보면 확산적 읽기와 깊이 읽기가 어렵다. 책을 읽는 것은 사고력을 요하는 행위인데 주체적, 주도적 책 읽기가 안 되고 엄마의 강요에 의해 수동적 책 읽기를 하게 된다. 그러면 학년이 올라갈수록 중요해지는 자기주도학습력도 생기지 않는다.

독서할 시간이 없으니 짬짬이

"엄마, 이제 책 읽어도 돼요?"

"숙제 다 했으면 수학 문제집 3장 더 풀고 시간 남으면 읽어."

"지금 읽고 싶은데…….'

"수학 문제집 빨리 풀면 읽을 수 있잖아."

오늘도 승재와 엄마는 수학 문제집과 책 읽기를 놓고 신경전이다. 승재는 엄마의 강압에 툴툴거리며 입을 내밀고 책상에 앉아한동안 수학 문제집만 노려본다. 이제 책도 읽고 싶지 않고 수학문제집은 더더구나 풀기 싫어졌다.

공부 잘하는 아이들은 어려서부터 책을 많이 읽었다는 말을
수없이 듣곤 한다. 그래서 독서를 안 하면 찜찜하고 불안하다.
그러나 계획도 없이 짬짬이 하는 독서는
아이들의 집중력만 떨어트린다.

초등학교 저학년 아이가 있는 집에서는 종종 볼 수 있는 광경이
다. 아이가 고학년이라면 엄마의 목소리는 더 커지고 매번 엄마의
승리(?)로 상황은 끝이 날 것이다. 이런 상황이 반복되다 보면 아
이는 책을 읽고 싶다는 말조차 안 하게 된다.

여기에서 엄마는 독서는 모든 할 일(공부)을 다한 뒤 시간이 나
면 할 수 있는 것으로 아이에게 인식시키고 있다. 아이는 수학 문
제집을 다 푼 뒤에는 굳이 책을 읽고 싶시 않을 것이다. 하기 싫은
수학 문제집을 엄마가 시켜서 억지로 했기 때문에 이젠 보상을 받
고 싶어서 "엄마, 이제 게임해도 돼요?" 하고 물어볼 것이다. 그러

면 엄마는 "게임은 왜 하니? 책 읽고 싶다면서! 이제 책 읽어." 아이는 또 화가 난다. "네가 아까 책 읽고 싶다고 했잖아. 왜 그래?" 엄마도 언짢다. 엄마는 게임하는 것보다는 그래도 책 읽는 것이 낫다고 생각한다. 엄마는 교과목 공부가 우선이고, 책은 시간이 날 때 짬짬이 읽으면 된다고 생각한다. 그러니 아이는 규칙적으로 책을 읽을 수 없을 뿐더러 읽고 싶은 만큼 읽을 수도 없다.

우리는 흔히 수학을 잘하면 공부를 잘하는 아이로 생각하고, 사회나 역사는 암기만 하면 누구나 잘할 수 있다고 은연중에 생각한다. 수학을 잘하니 다른 과목은 마음만 먹으면 잘할 수 있다고 생각하는 것이다. 그래서 공부를 잘하면 책도 잘 읽을 것이라고 생각해버린다. 그렇지 않다는 것은 학년이 올라갈수록 드러나게 된다.

엄마들이 아이에게 시간이 날 때 독서를 하라고 하는 이유는 뭘까? 게임을 하거나 아무것도 안 하는 것보다는 책이라도 읽고 있으면 남들보다 뒤처지지 않을까 하는 엄마의 막연한 불안감을 떨칠 수 있기 때문이다. 이때도 과학책이나 역사책 위주로 읽으라고 한다. 고학년일수록 문학은 내용도 길고 한번 읽기 시작하면 대부분 끝까지 읽으려고 한다. 엄마들은 책을 단순히 학습을 위한 보조도구 역할로 인식하고, 책에서 읽은 내용이 시험 내용과 연관이 있기를 바란다. 아이들은 책도 내 맘대로 읽지 못하니 점점 책에 대한 흥미를 잃게 되어 학년이 올라갈수록 책을 안 읽게 된다. 엄마는 유아 때 혹은 초등학교 때 책을 많이 읽었으니 그 효과가 고등학교까지 쭉 이어질 것이라고 생각한다. 그래서 성적이 잘 나오지 않으면 책을 많이 읽어도 성적과 상관없다고 확신하게 된다.

유아 때 또는 초등학교 저학년까지 부모는 책을 많이 읽어주고 책 읽을 시간도 충분히 준다. 또 아이가 책을 읽고 있으면 칭찬도 많이 한다. 그래서 대부분은 어릴 때 책을 많이 읽는다. 딱히 학습에 대한 부담감도 없고 어쨌든 책을 많이 읽으면 좋다고 믿기 때문이다. 그러다가 초등학교 4학년 즈음이 되면 엄마들의 마음이 급해진다. 수학 선행학습을 시작하고, 과학도 미리미리 공부시키는 주변 엄마들이 눈에 들어온다. 공부도 체력이 있어야 한다는 선배 엄마의 말에 따라 수영도 개인 강습을 붙여 단기간에라도 끝내야 한다고 생각한다. 이러면서 독서는 서서히 밀려나게 되지만 **왠지 독서를 안 시키면 찜찜하다. 매스컴에서도 공부 잘하는 아이들은 어려서부터 책을 많이 읽었다지 않는가. 그래서 짬짬이 독서를 시키면서 안심하는 것이다.**

엄마의 이런 불안감 때문에 짬짬이 하는 독서는 오히려 집중력을 떨어트린다. 책은 시간 날 때 계획도 없이 읽으라고 하고, 집중해서 읽으려고 하면 엄마는 공부할 것이 있다고 그만 읽으라고 하기 일쑤다. 공부에 지친 뇌를 좀 쉬려고 하면 책을 읽으라고 하니 참 힘든 일이다. 그러다 보니 아이는 만화책이나 흥미 위주로 짧게 읽을 수 있는 책을 보거나 전에 봤던 책을 편하게 읽으면서 쉬고 싶은 것이다. 그러면 엄마는 또 답답해져서 잔소리를 하게 된다.

독후감은 꼭 써야지!

"승재야, 독후감 썼니?"

"꼭 써야 해요, 엄마? 이번에는 쓸 것도 없고. 한 번만 안 쓰면 안 돼요?"

"안 돼. 나중에 읽은 게 기억 안 나면 어떻게 하니? 빨리 써 가지고 와."

엄마는 읽은 내용을 잊지 않기 위해서 써야 한다고 말하고, 승재는 쓸 것이 없다고 안 쓰고 싶어 한다. 한 번쯤 이런 실랑이를 해봤을 것이다. 학년이 어릴수록 엄마는 독후감을 써야 한다고 생

독후감을 매번 쓸 필요는 없다.
독후감은 재미있게 읽었을 때 또는 쓸 것(글감)이 생겼을 때 쓰면 된다.
책 목록표를 만들어 스스로 읽을 책을 선택하고 읽은 책은 정리하고
기록하게 하면 자기주도학습을 할 수 있는 힘을 기를 수 있다.

각한다. 오직 내용을 잊지 않기 위해서라면 독후감은 안 써도 된
다. 그 책이 재미있다면 다시 읽을 것이고 재미없게 읽은 책은 승
재 말처럼 쓸 내용도 없다.

　독후감은 재미있게 읽었을 때, 또는 쓸 것(글감)이 생겼을 때 쓰
면 된다. 독후감을 너무 강요하면 독후감을 써야 한다는 부담감에
책에 대한 흥미도 떨어진다. 더구나 어떻게 써보라는 방법도 알려
주지 않는디(학교에서도 질 알려주지 않는 듯하나). 역사책이나 과학책
또는 위인전을 읽어도 모두 똑같은 형식으로 쓰는 것은 의미가 없
다. 각 장르의 특성을 살려서 독후감을 써야 한다.

과학책을 읽으면 과학의 특성인 호기심과 탐구심이 잘 드러나도록 써야 한다. ① 먼저 읽은 책은 어떤 내용을 담고 있는지 정리하여 쓴다(책 내용 소개). ② 책을 읽고 새롭게 알게 된 사실을 자세히 쓴다. 새로운 사실을 알게 됐을 때의 느낌도 쓴다. ③ 좀 더 알고 싶은 내용을 꼭 쓴다. 또는 전에 읽었던 책과의 연관성이 있다면 그 책도 소개해주면 좋다(탐구심이 드러나도록). ④ 책에 나온 과학적 사실이(또는 원리) 생활에 어떻게 활용되고 있는지 찾아서 소개한다. ⑤ 미래에는 어떻게 발전해나갈 것인지 예측해서 쓰면 좋다. 이는 일반적으로 초·중·고 과학 독후감을 쓸 때 들어가면 좋은 요소들이다. 초등학생은 ①, ②, ③ 정도를 쓰면 좋고 ⑤를 덧붙여도 된다. 자신이 생각하고 쓸 수 있는 내용들을 흥미롭게 풀어 쓰면 된다.

역사책을 읽고 난 후에는 ① 알게 된 역사적 사실들을 정리한다(연대순으로 정리한다). ② 사건과 인물에 대한 생각을 쓰고, 오늘날에 끼친 영향과 의미를 생각해본다. ③ 같은 시기에 세계사는 어떻게 전개되었는지 연관해서 읽으면 좋다. 역사책은 독후감을 쓴다기보다 마인드맵이나 연대표로 정리하는 것이 좋다. 요즘은 학교에서도 내용 정리를 잘 하지 않기 때문에 내용을 스스로 정리해보는 훈련이 된다.

위인전을 읽은 후에는 ① 인물이 한 일(업적)을 정리한다. '본받고 싶다'로 끝맺으면 의미가 없다. 업적을 중요한 일 위주로 정리한다. ② 업적이 갖는 역사적 의미와 오늘날에 어떤 영향을 끼쳤는지를 쓴다. ③ 나는 어떤 점을 닮고 싶은지를 밝힌다. ④ 지금까지 내가 알고 있던 점과 다르게 새롭게 알게 된 사실을 밝힌다. ⑤ 자신의 가치관이나 생각에 어떤 영향을 주었는지 솔직하게 적는다.

창작이나 소설을 읽으면 소설의 3요소나 전개 과정에 초점을 맞춰 내용을 정리하면 된다. 학교 수업시간에 '소설의 3요소'를 달달 외웠으면서 막상 읽은 책의 내용을 소설의 3요소 기준으로 정리하라고 하면 무슨 소린지 모른다. 알고 있는 사실을 상황에 적용하지 못하는 아이들이 대부분이다. 요즘 국어 시험에 '소설의 3요소가 무엇인가?'라고 묻는 문제는 나오지 않는다. 대부분이 작품 속에서 묻는다. 그래서 작품에서 인물이 중요하다고 생각되면 인물의 성격에 대해 정리한다. 사건이 중요하다고 생각되면 전개 과정에 맞춰 발단, 전개 위기, 절정, 결말로 사건의 흐름을 정리한다. 문학은 사회를 반영한다고 배웠으니 배경도 시간적, 공간적, 사회적으로 정리하면 된다. 그리고 작가의 의도나 말하고자 하는 주제가 무엇인지 찾아본다. 그런 다음 자신의 생각을 쓰고 같은 시대를 소재로 쓴 다른 작품과 비교하여 써주면 좋다.

초등학교 저학년은 꼭 글로 쓰는 것보다 표지 그려보기, 주인공 그려보기, 그리고 싶은 삽화 그리기 등 다양하게 표현해보는 것이 좋다. 고학년은 친구에게 책 소개하는 글 써보기, 주인공에게 편지 쓰기, 인상 깊었던 부분을 시로 표현하기, 그림으로 나타내기 등 아이가 하고 싶어 하는 다양한 방법을 시도해볼 수 있다. 중학생이나 초등학교 고학년은 작품 전체의 핵심 키워드라고 생각하는 것 20개 찾아보기, 10개 찾아보기, 3개 찾아보기, 1개 찾아보기 등 이렇게 좁혀가며 생각을 정교화하는 것도 좋다.

매번 독후감을 쓰지 않고 책 내용을 정리하는 방법을 알아보자. 아이들에게 꾸준히 해보니 효과가 매우 좋았다. 노트 앞에는 제목을 쓰고 책을 소개하는 글을 아주 짧게 정리한다. 500자 정도가 적당하다. 물론 느낌을 한 가지만 정리해도 된다. 노트 앞에서부터 쭉 써나가면 된다. 그리고 노트 맨 뒷장에 칸을 만들어 정리한다. 그러다가 학교에서 독후감을 써오라고 하면 이 노트를 활용하면 된다.

| 초등학교용

순서	책 제목	지은이	출판사	도서 종류	주제어	독후활동	평가	날짜
1								
2								

이런 표를 만들어놓고 다 읽은 책을 기록한다. 아이 스스로 정리하게 한다. 도서 종류는 꼭 적도록 한다. 아이가 잘 모를 때는 친절하게 알려준다. "과학이잖아." 하고 엄마가 가르쳐주지 말고 왜 창작이 아니고 과학인지 설명해준다(저학년은 창작인지 과학인지 헷갈릴 때가 종종 있다. 스토리텔링 형식의 과학책, 수학책들이 많아서 그

렇다). 그래야 아이도 스스로 판단하는 능력이 생겨 자꾸 물어보지 않게 된다. 아이가 "창작인데."라고 말하면 틀렸더라도 왜 그렇게 생각했는지 물어본다. 한 달쯤 지났을 때 도서 종류를 보고 너무 치우쳐서 읽었다 싶으면 기록한 근거를 가지고 아이 스스로 판단하도록 하면 다른 장르의 책도 읽게 하는 데 설득력을 발휘할 수 있다.

독후 활동 여부도 표시해서 각 장르별로 한두 번씩 골고루 장르의 특성을 살려 써보도록 유도한다. 다시 강조하지만 매번 쓸 필요는 없다. 이때도 아이가 쓰고 싶다는 책으로 독후감을 쓰도록 한다.

평가는 아이 스스로 하는 것이다. 다시 읽고 싶은 책도 따로 표시한다. 부모는 아이가 서툴더라도 평가하거나 관여하지 않는다. 저학년이라면 아이가 30권이나 50권을 읽고 기록했을 때 칭찬과 약간의 보상을 해준다. 엄마가 잊지 않고 지속적으로 관심을 갖는 것이 중요하다.

이렇게 했을 때 장점은 아이가 스스로 골고루 읽도록 노력하게 되고, 자신이 좋아하는 장르를 알게 된다는 것이다. 그리고 무엇보다 놀라운 점은 100권 가까이 기록하고 나면 자신의 수준에 맞는 책을 선택할 수 있는 안목이 생긴다는 것이다.

아이 스스로 선택하고, 정리하고, 기록하는 습관은 서서히 자기주도학습을 할 수 있는 힘을 기르게 해준다. 자기주도학습 능력은 하루아침에 생기는 것이 아니다.

책을 많이 읽었으니
어휘력이 쑥쑥, 글도 잘 쓰겠지

"선생님, 우리 애가 '이바지'라는 단어 뜻도 몰라요. 중학교 2학년인데."

"아, 그래요? 요즘 애들은 어휘력이 저희 때보다 훨씬 떨어져요."

"우리 애가 좀 심한 거 아닌가요?"

"아니요. 개인 차이는 나지만 대체로 어휘력이 떨어지는 편이에요."

"그래요? 그래도 어이가 없을 때가 많아요. 책을 많이 읽으면 문제가 해결될까요?"

"꼭 그렇진 않아요. 책을 많이 읽는다고 저절로 어휘력이 좋아

책을 읽는다고 저절로 어휘력이 좋아지는 것은 아니다.
꾸준히 어휘력에 관심을 가지고 모르는 단어를 알아가려는 노력이 필요하다.
영어는 단어장 같은 것을 이용하여 하루에 몇 개씩 외우지만
국어는 이렇게 노력하지 않는다.

지거나 글을 잘 쓰게 되지는 않아요."

"그럼 어떻게 하지요?"

독서를 시키겠다는 엄마나 국어를 못하는 아이의 엄마는 대부분 이런 하소연을 한다. 공부를 하는 데 어휘력이 매우 중요한데 아이의 어휘력이 왜 이렇게 떨어지는지, 어떻게 해야 할지 몰라 당황하는 것이다. 당연히 엄마와 아이의 어휘력에는 많은 차이가 있다. 어쩌면 엄마도 중학교 2학년 때 몰랐던 단어를 지금은 알고 있는 경우가 많을 것이다. 요즘 아이들은 보통 명사보다 추상 명

사를 더 이해하지 못한다. 그래서 이미지나 심상을 중시하는 시를 아이들이 이해하기 힘들어하는 듯하다.

중학생의 경우에는 시험기간에 하는 국어 공부의 대부분이 어휘의 뜻을 물어보는 것이다. 문제를 풀려고 해도 온통 모르는 단어투성이라 단어 뜻을 설명해주는 데 대부분의 시간을 보내게 된다. 놀라운 사실은, 분명히 예를 들어가며 자세히 설명해주고 문제를 풀었는데 잠시 후에 또 물어본다는 것이다. 국어에서 많이 나오는 단어이니 잊어버리지 말라고 신신당부를 해도 소용이 없다. 예를 들어 '심상', '서정적', '객관적', '형상화', '묘사' 같은 단어는 시를 배울 때 중요한 어휘로 이번뿐만 아니라 시가 나올 때마다 나오니 정확히 알아야 한다고 강조해도 다음 시험 때 문제를 풀면서 또 물어본다. 그래서 문제를 풀 때만 일회용으로 사용한 후 머리에 담아두지도 않나 하는 의구심이 종종 든다. 고등학생도 아주 최상위권이 아니면 단어 뜻을 설명해주다가 시험공부가 끝나기도 한다.

국어 어휘력이 이 정도이니, 아이들이 힘들어하는 사회나 도덕에서는 뜻을 몰라서 또는 개념이 모호해서 이해를 못하는 경우가 더 많다. 특히 도덕이나 윤리 교과서를 읽어보라고 하면 속도가 매우 느리고, 읽고 나서도 무엇이 중요한지 모른다. 어휘력이 약하기 때문이다. 특히 과학 용어는 그 자체가 개념을 담고 있기 때문에 어휘를 모르면 원리나 현상을 이해하지 못하는 경우가 대부분이다. 만약 '굴절'이라는 뜻을 모른다면 굴절된 그림을 보고 현상을 아는 것처럼 보이지만 빛의 반사와 같이 보여주면 둘의 차이점을 구별하지 못하는 경우도 종종 본다. 이처럼 어휘력은 모든 공부의 가장 기본이 될 정도로 중요하다.

예전에는 초등학교에서 국어사전에서 모르는 낱말 찾아 써오기 같은 숙제도 있었고, 노트 필기를 하면서 모르는 단어를 알 기회가 많았다. 교과서 중심으로 수업하고, 특히 국어 시간에는 교과서를 읽어가며 수업을 하기 때문에 어려운 말이나 중요한 단어가 나오면 선생님이 일일이 설명도 해주셨다. 지금은 이런 방식의 수업을 거의 하지 않는다. 그래서 아이들은 어휘가 중요하다는 인식을 하지 못한다. 또 책을 읽다가 모르는 단어가 나오면 사전에서 뜻을 찾아 알고 넘어가도록 학교나 집에서 습관화시켰는데, 지금은 사전을 찾아보는 일은 거의 사라졌다. 그래서 중학교 국어 시험에 단어 4~5개를 제시하고 사전에 나오는 순서대로 나열하기 같은 문제가 나오면 아이들은 어려운 문제로 치부해버린다. 배우지도 않았다는 볼멘소리를 하면서 말이다.

책을 읽다가 어렵거나 모르는 단어가 나오면 찾아서 알려고 하지 않고 그냥 건너뛰고 읽는 아이들이 대부분이기 때문에 책을 많이 읽었다고 해서 어휘력이 반드시 좋아지는 것은 아니다. 어휘력은 운동선수들이 기초 체력을 기르기 위해 동계 훈련도 하고 산악 훈련도 하는 것처럼 모든 공부의 기초가 된다. 학년이 올라갈수록 어휘력은 더 많은 영향을 끼친다. 특히 요즘 아이들은 비슷한 말을 혼동하여 차이점을 구별하는 데 매우 약하다. 그래서 비슷한 어휘를 묶어서 같이 공부해두는 것이 좋다. 가령 국어에서 설명 방법으로 많이 등장하는 '비교'의 뜻을 알려면 비교와 차이점을 보이는 '대조'를 함께 알아두는 것이 좋다. 또 단어를 익힐 때는 반대 말도 같이 알아두는 것이 좋다. 가령 '주관적'이란 단어가 나오면 '객관적'이라는 말도 함께 알아둔다. 단어를 익힐 때는 사전적 의미를 바탕으로 문맥적 의미를 반드시 확인하는 습관을 들이는 것이 좋다.

꾸준히 어휘력에 관심을 가지고 모르는 단어를 알아가는 노력이 필요하다. 영어는 단어장 같은 것을 이용하여 하루에 몇 개씩 외우겠다는 계획을 세우면서 국어 어휘는 이렇게 노력하지 않는다. 요즘 아이들은 자기가 아는 단어만 편하게 써서 학습에 필요한 어휘력이 점점 떨어지고 있다. 휴대폰 문자를 주고받으면서 아주 쉬운 일상어만 주고받고 그것도 거의 생략해서 표현하거나 맞춤법도 전혀 신경을 쓰지 않으니 어휘력에 대한 인식이 매우 낮아지는 것이다.

'생각'이라는 단어만 알고 있을 때와 '사유'라는 어휘도 함께 알고 있을 때 사고의 폭은 달라진다. 그만큼 어휘력은 사고의 폭과 깊이를 더해준다. 어휘를 많이 아는 것도 중요하지만 다양한 의미도 이해해야 한다. '사랑'이라는 단어를 다양한 의미로 이해하고 있다면 좁고 한정적으로 이해할 때보다 개인의 행동 양식과 표현력은 매우 달라질 것이다.

영어는 어원을 알거나 결합 방식을 알면 의미를 더 풍부하게 알수 있다. 한자어가 많은 우리말도 한자의 뜻을 알면 좀 더 정확하게 알 수 있는 추상 명사가 많으므로 한자는 꾸준히 공부하는 것이 좋다. 급수를 따기 위해 몰아서 하는 것보다 꾸준히 하는 것이 더욱 효과적이다.

초등학교 때부터 교과서에 나오는 단어는 정확하게 알 수 있도록 해야 한다. 교과서에 나오는 단어는 계속해서 나오기 때문에 그 단어를 모르면 다음에 공부하는 데 걸림돌이 된다. 제일 좋은 방법은 아이에게 설명해보게 하는 것이다. 짧은 글짓기처럼 그 단어를 넣고 문장을 만들어 말로 해보게 하는 것이 좋다. 영어도 일상적으로 많이 노출하는 것이 좋듯이 엄마가 그런 단어를 다양하게 사용하는 것이 더 좋다. 오늘 아이와 함께 읽은 책에 나온 단어를 사용하는 것도 좋다. 우리말도 반복을 통해 익혀야 자연스럽게 자신의 것이 된다.

독서는 초등학교부터
고등학교 때까지 꾸준히 해야 한다

"책 읽고 있네. 학원 숙제는 다 했어?"

"아니요. 아직 다 못 했어요."

"그런데 책을 읽고 있어? 그건 전에 다 읽은 책이잖아. 빨리 숙제부터 해. 책을 읽으려면 안 읽은 걸 읽어야지."

아이가 할 일을 미루고 책을 읽고 있으면 엄마는 답답하다. 더구나 한 번 읽은 책을 또 읽고 있으면 이해할 수가 없다고 한다. 유아 때 책을 많이 읽어주고 초등학교 저학년 때 책을 많이 읽으면 칭찬도 해주던 엄마가 이제는 책을 읽는다고 성화다. 아이들은

독서를 통해 이해력과 사고력이 높아지고
창의력과 비판 능력이 함양되기를 기대할 수 있다.
초등학교 때까지만 책 읽기를 열심히 하고 중 · 고등학교 때 소홀히 하면
이런 능력을 가장 효율적으로 기를 수 있는 기회를 놓치는 것이다.

혼란스럽고 이해가 안 된다. 이제 고학년이 되니 선행학습도 해야 하고 공부에 집중해야 한다는 것은 엄마의 생각이고 계획이다. 아이들은 그런 생각을 하지 않는다.

"우리 아이는 명작도 다 읽고, 역사책도 다 봤어요. 과학책은 꾸준히 읽었고요. 이제 무슨 책을 읽어야 하나요?" 하고 4학년 정도 된 아이에게 읽혀야 할 책을 묻는 엄마들이 많다. 이때부터 도서 목록에 대한 관심이 부쩍 많아지고 전문가의 도움을 받고 싶어 한다. 공부할 시간도 부족하기 때문에 꼭 읽혀야 할 책만 효율적으로 읽히겠다고 생각하는 것이다. 선행학습이 일반화되다 보니 책

엄마가 알던 독서법은 버려라

읽기도 자기 학년보다 어렵고 수준 높은 것을 읽혀야 한다고 생각한다. 그래서 그 학년에 읽으면 좋겠다 싶은 도서 목록을 제시하면 대부분 다 읽었다며 실망한다. 독서도 선행해야 한다는 생각에 급하게 읽고 끝내려고 한다.

오랫동안 아이들을 가까이서 지도해왔는데 아이들은 점점 더 무력감이 심해지고 매사를 귀찮아한다. 한두 명의 아이만 보았다거나 짧게 1~2년만 관찰했다면 요즘 애들이 바빠서 그런가 하고 생각할 수도 있다. 그러니 아이 하나만 지켜보고 있는 엄마 입장에서는 우리 아이만 그런 것 같아 답답해서 더 다그치게 된다. 더구나 선행학습의 시기도 점점 앞당겨지고, 거의 모든 아이들이 선행학습을 당연시하는 일반적 분위기 때문에 내 아이만 뒤처지는 것이 아닌가 하는 불안감이 커진다.

언젠가 중학교 2학년 여학생을 상담했다. 아이는 2학년 첫 중간고사를 보고 왔다. 이미 수학은 중학교 과정까지 선행학습을 끝냈다고 했다. 그러면서 자기는 다른 아이들보다 한참 늦어서 불안하단다. 성적표를 보니 점수가 매우 낮았다. 이런 아이들을 많이 봐왔기 때문에 당황스럽지도 않았다. 엄마만 답답하고 이해 못하는 눈치다. 시험 기간이 돼서 수학 공부 계획을 세우고 공부를 시키는데 제 시간에 문제도 못 풀고 풀어도 항상 엉뚱한 답을 고른다. 노트를 살펴보니 계산을 끝까지 하지 못하고 적당히 풀다가 비슷한 답이 나오면 그냥 답을 선택하는 식이었다. 너무 의외였다. 아이가 2차 방정식을 푸는데 이항이 자유롭게 안 되고 특히 동류항 개념도 없었다. 더 놀라운 것은 분수를 소수로, 소수를 자연수로 바꾸는 것도 잘 하지 못하고 속도도 보통 아이들보다 느렸다. 중학교 1학년 때 배운 내용이 충분히 복습(훈련)이 안 되어 있는데 그동안 선행만 하고 있었던 것이다. 선생님이 설명해줄 때는 이해를 한 것 같다. 문제를 틀려도 선생님이 풀어주면서 이렇게 풀면 된다는 말만 되풀이하니 아는 것처럼 느껴진다. 수학 시험을 보면 시간이 부족해서 다 못 풀었다고 말하는 아이들이 대부분이다. 그런데 자세히 보면 단순히 시간이 문제가 아니다. 문제를 이해하는데 시간이 많이 걸릴 수도 있고 앞의 예에서 보듯이 계산이 안 돼서 시간이 많이 걸릴 수도 있다. 또 내가 이 문제를 아는 건지 모르는 건지 정확하지 않은 상태에서 이 문제 풀다 저 문제 풀다 잘 안 되니 당황하며 우왕좌왕하다 시간을 보내는 경우 등 아이들마다 다 상황이 다르다. 각각의 상황을 파악하고 근본적인 문제를 해결해야 하는데 시간이 부족했다고 하면 "그래, 다음에는 빨리 풀어." 이렇게 말하면서 우리 애는 알고 있는 건데 단지 시간이 부족했구나 하고 넘어간다. 그러면 절대 문제는 해결되지 않는다. 선행학습은 아이의 학습 태도, 복습 상태, 현재 학습의 성취도 등 다각적으로 점검힌 후에 해야 한다. 싱급하세 밀어붙이면 공부에 대한 흥미와 자신감만 떨어트리게 된다.

　독서도 마찬가지다. 자기 수준과 흥미는 점검하지 않고 무조건

엄마가 알던 독서법은 버려라

어렵거나 자기 학년보다 높은 학년의 필독서를 읽으면 수준 높은 독서를 하고 있다고 생각하며 안심한다. 그래서 읽고도 무슨 내용인지 정리도 안 되고 자신의 생각이나 작가의 의도 등은 선생님이 정리해주는 악순환이 계속되는 것이다. 그러니 책을 읽어도 재미가 없고, 부담이 되고, 발전도 없는 것이다. 책을 읽으면 이해력과 사고력이 길러지면서 창의력과 비판 능력 등이 함양되기를 기대한다. 그런데 초등학교 때까지 독서를 끝내고 그 이후는 교과에만 집중하겠다는 것은 효율적이지 않고 효과도 없다. 그 이유를 우리나라 교육과정에서 간단하게 살펴보자.

우리나라 교과과정은 아이들의 뇌 발달과 사고력에 맞춰 학습하도록 만들어졌다. 초등학교와 중학교는 주로 이해력에 학습목표가 맞추어져 있다. 이것은 교과서 단원별로 나와 있는 학습목표를 보면 쉽게 알 수 있다. 거의 대부분이 어떤 것에 대해 알아보자, 살펴보자와 같이 주로 개념이나 사실적 이해에 대해 아는가를 물어보는 것이 주를 이룬다. 그리고 우리 주변의 현상과 모습에 비춰보는 것이다. 그러나 고등학교 교과서에서는 사실적 이해를 바탕으로 사고력과 추론 능력을 묻는 것이 학습목표로 되어 있는 것이 대부분이다.

이것은 무엇을 의미하는가? 바르게 읽기를 바탕으로 사실적 이해 능력을 초·중등 과정에서 기르도록 뇌 발달 과정에 맞춰 만들어진 것이다. 학년이 올라갈수록 공부가 힘들고 성적이 잘 나오지 않는 데는 다양한 원인이 있겠지만 발달 단계별 교과서의 특성을 이해하지 못하는 것이 가장 큰 이유일 것이다. 그러니 책을 읽을 때도 초·중학교 때는 바르게 읽기를 잘할 수 있도록 지도해야 한다. 책의 주요 내용을 정확히 파악할 수 있도록 하고, 작가의 의도, 글의 특성 등을 아이 스스로 파악할 수 있도록 해야 한다. 물론 처음에는 서툴고 설령 틀리더라도 기다려주고 아이가 한 결과에 대해 지지해주어야 한다. 선생님이 정리해주는 책 읽기는 그만해야 한다.

사고력과 추론 능력을 요하는 고등학교 학습목표를 생각한다면 책 읽기를 초등학교 때까지만 하고 중·고등학교 때 소홀히 하는 것은 책을 통해 이런 능력을 가장 효율적으로 기를 수 있는 기회를 놓치는 것이다. 바르게 읽기와 내용 파악하기, 핵심 파악하기. 비판적 사고력이 부족하면 학년이 올라갈수록 공부하면서 힘들어할 수밖에 없다.

교과과정과 발달 단계에 비추어볼 때 책 읽기는 고등학교 때까지 꾸준히 해야 한다. 초등학교 때부터 올바른 방법으로 꾸준히 독서를 하면 중·고등학교 때 시간이 없어서 독서를 못하는 것은 아니다. 독서는 하면 할수록 이해력도 높아지고, 어느 순간 확실하게 가속도가 붙는다. 두껍고 어려운 책도 좀 더 빠르고 깊이 있게 읽게 된다. 초등학교 때부터 고등학교 때까지 독서하는 많은 아이들을 지켜보면서 얻은 결론이다.

무조건 많이 읽자

"수진이 엄마, ○○영어 도서관에서는 일주일에 5권까지만 빌려 준대."

"그러면 너무 적지. 한 달에 겨우 20권인데."

영어 동화책을 한 달에 20권씩 읽어도 많이 읽는다고 생각하지 않으니 우리말로 된 책이라면 도서관에 있는 책을 다 읽힐 기세 다. 독서 지도를 하다 보면 엄마들은 일주일에 몇 권을 읽히는지 를 가장 궁금해한다. 특히 학년이 어릴수록 몇 권을 읽는가에 매 우 예민하게 반응한다.

다독이 중요하다고 누누이 들어왔고 이에 암묵적으로 동의한다.
책을 많이 읽으면 무조건 이해력과 어휘력이 좋아지고
유익한 지식이 되어 학습에 도움을 줄 것이라고 생각한다.
그러나 많이 읽기에만 집착하다 보면 책을 대충 읽는 경향이 심해진다.

유아, 초등학교 부모를 대상으로 한 강의에서 질문을 받거나 이야기를 나누어보면 어릴수록 엄마들이 책 읽기에 직접 관여한다. 엄마가 골라준 책을 옆에 쌓아놓고 정해진 시간 안에 읽기를 원한다. 심지어 4~5살 아이를 10권을 다 읽어줄 때까지 꼼짝하지 않고 듣고 있게 한다는 엄마도 종종 본다. 그 나이에 책을 10권 읽어줄 때까지 꼼짝하지 않고 듣고 있다는 것은 엄마가 무섭거나 아이가 벌써 귀찮음에 빠졌다고 말하고 싶다. 그 나이의 아이들은 10~20분을 집중하기도 쉽지 않다. 아이는 흥미가 없는 건 바로 싫증을 낸다. 좋아하는 장난감을 가지고 놀 때도 이것 만졌다 저것 만졌다 하며 부산하지 않은가? 조금만 놀다 보면 장난감이 거실에 가득 널려 있는 것을 종종 경험할 것이다. 책도 마찬가지다. 책을 읽어주면 듣고 있다가도 갑자기 옆에 있는 책을 읽어달라고 한다.

  엄마들이 책을 많이 읽어야겠다고 하는 데는 이유가 있다. 다독이 좋다는 것을 누누이 들어왔고 암묵적으로 동의하고 있다. 아이가 책을 많이 읽으면 무조건 이해력과 어휘력이 좋아지고 읽은 모든 것이 유익한 지식이 되어 학습에 도움을 줄 것이라고 생각한다. 그리고 책에 대한 신뢰도도 높다. 무의식적으로도 책은 읽기만 하면 다 좋은 것 아닌가 하고 생각한다. 그러나 많이 읽기에만 집착하다 보면 아이들은 책을 더 대충 읽는 경향이 심해진다.

  초등학교 5학년 남자아이가 독서 문제로 상담을 왔다. 엄마는 교육계에 종사하는 분이었다. 아이가 책을 많이 읽긴 하는데 제대로 읽고 있는지, 읽고 있는 책이 자기 수준에 적절한지 궁금해했다. 아이는 하루에 20권 이상의 책을 읽었다. 책의 종류에 구애받지 않고 다 좋아한다고 했다. 일단 아이는 납득하기 어려운 양의 책을 읽고 있었다. 엄마는 어려서부터 워낙 책을 많이 읽었고 아이가 엄마보다 읽는 속도가 훨씬 빠르기 때문에 읽는 양은 문제가 없고, 난이도가 적절한지 궁금하다고 했다. 겉으로 보면 책도 어마어마하게 많이 읽고, 다양하게 읽으며, 읽는 책의 수준도 또래 아이들보다 훨씬 높으니 다른 엄마들이 보면 부러울 뿐이지 문제 될 것이 없다고 생각할 수 있다. 엄마의 고민은 시험 성적이 전체적으로 낮다는 것이다. 책을 많이 읽었는데 과학, 역사, 사회 점수가 낮은 것을 이해할 수 없었다. 국어 점수가 낮은 것은 더더욱 납득할 수 없다고 했다. 그래서 아이에게 새로운 책을 읽으라고 하고 옆에서 지켜보았다. 아이는 엄청나게 빠른 속도로 책장을 넘기고 얼마 안 있어 다 읽었다고 했다. 줄거리를 물어보니 제대로 대답하지 못했다. 심지어 그런 내용이 있었다는 것조차 모르고 있었다. 창작동화였는데 결말만 어렴풋이 알고 있고 사건의 전개나 갈등 부분, 인물의 성격도 그냥 착하다, 나쁘다 정도만 알고 있고 왜 그렇게 생각하는지 정리를 못했다. 과학책도 읽어보게 했는데 똑같은 속도로 읽고 내용도 한두 가지만 알고 있었다. 역사책은 더 심했다. 흐름을 파악하기보다 한 가지 사실이나 유물 정도만 알고 심지어 그것을 다른 시대와 구분하지도 못했다. 책을 많이 읽었다는 사실이 무색했다. 아이의 문제는 모든 책을 거의 똑같은 시간 안에 읽는다는 것이다. 책을 읽었지만 내용을 잘 모르는 것은 자기가 알고 싶은 부분만 기억하고 다른 부분은 파악도 못했기 때문이다. 심지어 과학책은 복잡하거나 흥미가 없고 전혀 생소한 내용은 건너뛰고 읽었다. 이것이 자신도 모르는 사이에 습관처럼 굳어졌다. 책을 많이 읽었다고는 하지만 제대로 읽지 않아서 자신의 것으로 만들지 못한 것이다.

그 원인은 아이와 이야기를 나누면서 알 수 있었다. 한글을 읽게 된 때부터 엄마는 하루에 몇 권을 읽으라고 정해주고 그것을 다 읽었는지 확인만 했다고 한다. 학년이 올라갈수록 읽어야 할 책의 권수만 늘어났다. 엄마는 하루에 읽어야 할 양만 지정해준 것이다. 어렸을 때는 엄마가 아이에게 책 내용을 물어보기도 했지만 커갈수록 아이가 읽은 책을 읽어볼 시간이 없어서 내용도 모르고 피상적이고 산발적인 질문만 했다. '결말이 뭐야?', '무슨 내용이었어?', '어떤 게 재미있었어?' 하는 식이다 보니 아이는 거기에 맞춘 적당한 대답을 찾으면 그만이었다. 그마저도 고학년이 되니 할 수가 없어서 아이는 혼자서 책을 읽기만 했다. 호기심을 가지고 흥미 있는 책을 선택할 줄도 모르고 기계처럼 양만 채우면서 읽었다. 독서의 가장 기본이고 중요한 바르게 읽기도 안 되어 있었다. 책을 많이 읽은 아이들 중에도 바르게 읽기가 약한 아이들이 많다. 책을 건너뛰고 읽는 아이들도 많다. 바르게 읽기가 약하면 깊이 읽기나 사고력, 확산적 사고 같은 것은 부실할 수밖에 없고 책에 대한 흥미도 떨어진다. 이런 상태에서는 책을 읽은 효과를 기대할 수 없다.

바르게 읽기는 모든 학습의 기본이 된다. 교과서도 바르게 읽기가 되어야 하고, 자습서도 설명 형식으로 되어 있으니 특히나 바르게 읽기가 중요하다. 선생님의 설명도 마찬가지다. 따라서 많이 읽는 것이 중요한 것이 아니라 바르게 읽는 것이 중요하다. 그렇다고 읽은 것을 확인하기 위해서 너무 세세한 질문으로 내용을 확인하고, 잘 모른다고 지적하기 시작하면 아이들은 책 읽기를 싫어하게 된다. 그러면서 읽고 싶은 것만 읽으려고 한다.

아이가 초등학교 저학년이라면 아이와 엄마가 서로 문제를 내고 맞히기 놀이를 해도 좋다. 아이가 자신의 생각을 자유롭게 이야기할 수 있는 분위기를 만드는 것이 중요하고 엄마도 자신의 생각을 이야기한다. 아이에게만 질문하고 답하게 하지 말자. 아이의 생각에 옳고 그름의 판단을 내리지 말고 아이가 왜 그렇게 생각했는지 이유나 근거를 자유롭게 이야기하도록 하는 것이 좋다. 그리고 아이가 많은 생각을 한 책은 다음에 다시 읽혀보는 것도 좋다. 그때는 또 다른 생각을 할 수 있기 때문이다. 만약 아이가 읽은 책을 잘 이해하지 못하고 할 이야기도 없다면 억지로 내용을 주지시키려고 하지 말고 내용이 잘 정리되지 않는 이유를 간단히 물어보고 다음에 읽도록 하는 것이 좋다. 엄격한 기준을 만들어놓고 양에 집중하는 것은 어떻게 보면 엄마가 안심하고 만족하기 위한 것인지도 모른다. 가장 중요한 것은 아이가 책 읽기를 즐거워하는 것이다.

만화책은 안 돼!

"아니, 책 읽으라고 했더니 또 만화책 읽니? 무슨 도움이 된다고 만화책만 붙잡고 있니?"

"엄마, 이것만 금방 읽고 다른 책 읽을게요."

아이가 초등학교 고학년이면 공부할 시간도 부족하다. 그런데 시간 내서 책 읽으라고 했더니 만화책만 읽고 있으면 엄마는 잔소리를 할 수밖에 없다. 만화책의 대사는 문장으로 되어 있지 않고 단어나 구절로 이루어진 경우가 많다. 대부분 그림으로 묘사되어 있으니 아이들 입장에서 쉽게 읽을 수 있다. 요즘 아이들은 시

책 읽기를 좋아하지 않는 아이들에게 독서의 교육적 가치만을 강조하고
자신이 좋아하는 만화책조차 읽지 못하게 하면
책에 대한 흥미는 더 떨어진다.
독서에 흥미를 느낄 수 있고 유익한 도움을 받도록 만화책을 적절히 활용해보자.

청각에 즉각 반응하고 익숙하여 긴 글을 읽기 힘들어한다. 따라서
생동감 넘치게 그림으로 표현된 만화를 좋아할 수밖에 없다. 교과
서도 만화로 되어 있으면 열심히 공부하겠다는 아이들도 많다. 그
래서 그런지 요즘 교과서는 삽화와 사진이 많고, 초등학교 저학년
교과서는 말풍선이 그려져 있어 만화책 같은 분위기이다. 그러나
아이들은 그냥 말풍선을 사용한 대화 정도로 생각하며 재미없어
한다.

만화책에 대한 학생과 학부모의 의견 차이는 심하다. 초등학생
들은 만화책 읽기를 독서에 포함한 반면 학부모는 그렇지 않아 독

서의 의미를 놓고 시각차가 존재하는 것으로 나타났다. 시공교육 초등학습연구소가 전국의 초등학생과 학부모 총 1,537명을 대상으로 설문조사한 결과, 한 달 평균 독서량을 묻는 질문에 '20권 이상'이라는 답변이 35%로 1위를 차지했다. 이어 '4~6권'(16%), '7~10권'(15%) 순으로 답해 한 달에 책을 4권 이상 읽는다는 학생이 응답자의 66%를 차지했다. 하지만 학부모의 45%는 자녀의 한 달 평균 독서량으로 '1~6권'을 답했다. '4~6권'이 23%로 가장 많았으며 '1~3권'(22%), '7~10권'(18%) 순이었다. '20권 이상'을 읽는다는 답변은 17%에 그쳤다. 초등학습연구소는 '인기 있는 만화책, 학습만화를 독서의 범위에 포함하려는 초등학생들과 독서의 목적을 학습으로 여기는 학부모들과의 인식 차이 때문'이라고 설명했다.

학생과 학부모는 선호하는 분야의 책도 달랐다. 학생들은 재미있게 볼 수 있는 만화책(20%), 학습내용을 담은 만화책(19%) 등 만화책 종류를 가장 선호했으나 학부모들은 교과서 내용을 풀어놓은 이야기책(24%)을 가장 많이 꼽았다. 이처럼 만화책에 대한 아이와 부모의 시각은 근본부터 달라 만화책 때문에 갈등을 일으키는 경우가 많다.

만화책은 책을 읽기 부담스러워하는 아이들이 접근하기에 유용하다. 특히 책 읽기 습관이 제대로 형성되지 않은 아이들은 책 한 권을 한 번에 다 읽기가 힘들고 부담스러워하는데, 이때 만화책을 읽으면 좋다. 책을 좋아하지 않는 아이들은 과학책이나 역사책을 읽기 부담스러워한다. 이럴 때 만화책으로 읽기를 시작할 수 있다. 물론 만화로 되어 있다고는 하지만 글자가 많고 설명이 많아서 그것도 안 읽으려고 하는 아이들도 있다. 그래도 글로만 된 책보다는 거부감이 덜하다.

한동안 'Why 시리즈'가 초등학생들 사이에서 선풍적 인기를 모았다. 소재가 다양하고 하나의 주제가 집약되어 있어 만화책이지만 내용이 풍부한 편이다. 이런 흐름을 타고 그리스·로마 신화를 비롯하여 역사를 다룬 만화책이 많이 나왔다. 만화책을 읽을 때 역사책이나 과학책은 그래도 괜찮다. 사실을 전달하는 것이기 때문에 내용이 많이 왜곡된다거나 하지는 않는다. 하지만 문학작품을 만화책으로 읽고 끝내는 것은 생각해봐야 한다. 만화책 속 문장은 길지가 않다. 그래서 인물의 성격이나 심리적 갈등 등을 독자로 하여금 상상하게 하고 행간의 의미를 읽어내도록 하는 것이 부족하다. 뿐만 아니라 만화책에서는 인물의 표정을 통해 성격을 드러낸다. 문학에서 인물의 성격은 매우 중요한데, 이를 만화책으로 파악하는 것은 문학의 특성상 부족함이 있다. 그리고 고학년이 되어도 계속해서 만화책만 읽는다면 긴 글이나 자세히 묘사된 글을 읽기 힘들어할 수 있다.

최형순 초등학습연구소장은 "독서의 교육적 가치가 아무리 높아도 책 읽는 즐거움을 깨닫지 못하면 독서의 중요성은 부모의 바람으로만 끝나는 경우가 많다."며 "단기간에 책 읽는 습관 형성을

엄마가 알던 독서법은 버려라

기대하기보다는 자녀가 좋아하는 책이라면 분야를 가리지 말고 충분히 읽도록 배려할 필요가 있다."고 말했다. 좋아하는 책이나 글을 읽다 보면 점차 본인의 호기심을 다양한 분야로 확장하면서 책을 찾아 읽게 되는 경우가 많으니 말이다. 최 소장은 "저학년의 경우 책에 대한 거부감이 생기지 않도록 학습만화나 교과서에 수록된 순수문학, 명작동화 등 눈높이에 맞는 친근한 작품을 중심으로 독서 습관을 정착시키는 것이 좋다."고 말했다. 이 방법에 동의한다.

'짱뚱이 시리즈'는 그림도 따뜻하고 글로 묘사하기 힘든 부분을 만화로 담아내서 아주 재미있게 봤다. 아이들도 매우 좋아한다. 아이들에게는 생소한 농촌과 어촌의 모습을 아주 정감 있게 잘 보여주고 있다. 직접 체험할 수 없다면 이런 따뜻한 그림을 통해 간접 경험하는 것도 좋다.

위기철의 《아홉 살 인생》은 내용도 좋고 재미있다. 가끔씩 나오는 삽화는 간결하면서도 내용을 보충하거나 의미를 확장시키는 역할을 톡톡히 한다. 아이들에게 그림이 무엇을 나타내는 것 같은가? 하고 물어보면 정말 다양한 의견이 나온다. 이 책이 《나 어릴 적에》라는 제목의 만화책으로 나왔을 때 둘을 비교해가며 읽는 재미가 쏠쏠했다. 만화책만 읽어도 충분히 재미있고 감동적이다. 오세영의 《부자의 그림일기》는 정말 많은 생각을 하게 하는 만화책이다. 간결한 표현이 오히려 더 많은 의미를 담고 있다. 1992년도

퓰리처상 수상작인 《쥐》에 대해 「뉴욕타임스」 북 리뷰에서는 '기록 문학적 세부 묘사와 소설의 생생함을 갖춘 괄목할 만한 업적이자…… 신비롭게 펼쳐지는 문학적 사건'이라고 평가했다. 이렇게 아이들에게 적극 권하고 싶은 만화책도 많다.

중·고등학생이 일상적으로 스마트폰으로 웹툰을 즐겨 보고 있고 만화 시장은 점점 확대되고 있다. 만화책을 읽지 못하게 할 수 없다. 막을 수 없다면 효과적으로 볼 수 있게 만들어주어야 하지 않을까.

책을 읽고 '나라면 어떻게 할까?'라고 생각하면

생각도 정리할 수 있고

내 상황을 객관적으로 볼 수 있는 힘도 생긴다.

그러면서 문제 해결력을 기를 수 있게 된다.

책을 통해 구체적으로 질문할 수 있는 힘을 키우는 것이다.

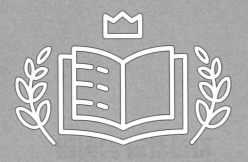

Chapter 3

자녀의
문제 해결력을
기르는 독서

자신감과 성취감

"우리 애는 공부를 잘하고 싶지 않은가 봐요."

"공부를 못해도 창피하지 않은가 봐요."

"열심히 하지도 않으니 성적이 잘 나오겠어요?"

엄마들에게 참 많이 듣는 하소연이다. 열심히 하는 기준이 엄마와 아이가 다르다. 아이 말을 들어보면 열심히 한다고 하고 엄마는 통 공부를 안 한다고 한다. 이럴 땐 양쪽의 이야기를 들어보고 원인을 찾아야 한다. 엄마는 아이를 잘 안다고 생각하지만 선입견과 엄마의 감정이 앞서 아이를 잘 파악하지 못하는 경우가 많다.

엄마는 아이를 잘 안다고 생각하지만
선입견과 엄마의 감정이 앞서 아이를 잘 파악하지 못하는 경우가 많다.
아이들은 스스로 노력해서 목표를 이루었을 때
강한 성취감을 느끼고 다른 것도 해보고 싶다는 의욕을 보인다.

시험 결과가 안 좋은 원인도 잘 모를 때가 많다. 아이가 공부하면서 어떤 어려움을 겪고 있는지는 더더구나 잘 모른다.

중학교 2학년인 남학생이 엄마와 상담을 왔다. 엄마는 뭔가 꾹 참고 있는 것 같았고, 아이는 고개도 제대로 들지 못하고 목소리도 너무 작았다. 엄마 혼자 툭툭 한 마디씩 내뱉고 아이는 별 말이 없었다. 아이가 걱정이 돼서 왔다는 엄마는 아이의 형은 공부를 잘한다는 얘기만 자꾸 한다. 그러니 아이는 죄인처럼 더 고개를 떨구었다. 아, 이래서는 제대로 상담이 안 되겠다 싶어서 엄마를 보내고 아이와 상담을 했다. 대부분의 아이들이 엄마가 옆에 있

자녀의 문제 해결력을 기르는 독서

으면 아예 말을 하지 않거나 하고 싶은 말을 못 한다. 아이와 둘이 이야기를 해보니 엄마의 말과는 너무 달랐다. 아이는 공부를 잘하고 싶어 했다. 열심히 하는데 성적이 안 나온다는 것이다. 엄마는 공부를 잘하는 형과 같은 방법으로 공부를 시키고, 형을 가르치는 선생님에게 배우게 했다. 그래서 아이의 자신감은 점점 떨어졌다. 엄마는 아이의 문제점을 다 알고 있는 듯 말했지만 제대로 모르고 있었고, 아이는 누구보다 자신의 문제를 잘 알고 있었다.

아이가 지금까지 공부하던 방법을 점검했다. 특히 수업시간에 대해 면밀하게 점검했다. 모든 과목이 다 어렵고 성적도 좋지 않지만 앞으로 이과를 가고 싶으니 과학과 수학을 잘하고 싶다고 했다. 그런데 그 과목 성적이 제일 안 좋았다. 그래서 우선순위로 잘하고 싶은 두 과목의 문제점과 해결책을 찾아보고 목표를 정한 후 성취감을 맛보기로 정했다. 이때 아이의 의견을 최대한 수용해주는 것이 좋다. 성취감을 맛보면 자신감이 올라간다. 그때는 다른 과목도 수월하게 할 수 있다. 한꺼번에 성적을 올려야겠다는 의욕만 앞서는 것은 바람직하지 않다. 그러다 결과가 좋지 않으면 자신감만 더 떨어지게 된다.

우선 과학 과목의 문제점은 수업시간에 아무리 정신을 차리고 들어도 선생님의 설명을 잘 모르겠다는 것이다. 이런 아이한테 수업시간에 설명을 안 들어서 네가 모르는 거라고 하면 아이 입장에서는 너무 억울하다. 교과서에 있는 기본 용어나 개념을 물어보니 전혀 모르고 있었다. 과학 같은 경우 한 단원을 한 시간에 다 배울 수 없고 심지어 소단원 하나도 한 시간 수업으로 끝나지 않는다. 그래서 선생님은 지난 시간에 설명한 용어나 개념을 다시 설명하지 않고 이어서 설명하는 경우가 대부분이다. 이런 상황에서 지난 시간에 배운 내용과 용어를 모르면 그 다음 수업시간에도 이해를 못하는 상태로 수업을 계속 듣게 되는 것이다. 내가 무엇을 모르고 아는지도 파악하지 못하고 그냥 듣고 있으니 수업이 끝나고 다시 봐도 내용을 알 수가 없다. 이렇다 보니 부모나 학습 전문가가 아무리 복습의 중요성을 강조해도 아이는 복습도 할 수 없다.

우선 아이에게 선생님 설명을 들으면서 모르는 단어나 용어들을 다 써오라고 했다. 학교 갔다 오면 써온 단어나 개념을 그날 이해하도록 했다. 처음에는 생각했던 것보다 많은 양을 써와서 놀랐다. 상태가 이러니 수업시간이 얼마나 지루하고 힘들었을까. 아무리 복습을 강조해도 복습도 못하고, 시험공부도 못하는 악순환이 계속됐던 것이다. 점점 수업시간에 모르겠다고 써오는 단어의 개수가 적어지면서 아이는 선생님의 설명을 알아듣기 시작했다. 그날 배운 걸 복습하기도 조금씩 수월해졌다. 한 단원 진도가 다 나가면 그 단원을 처음부터 다시 복습했다. 이렇게 계속하면서 시험기간에는 계획을 세워 시험 준비를 했다. 전에는 시험공부할 엄두도 못 내고 교과서, 자습서 한 번 제대로 보지도 못하고 시험을 쳤으니 성적이 말이 아니었다. 그러나 이번 시험은 본인 자신도 많은 기대를 가지고 열심히 했다.

결과는 너무 놀라웠다. 자신도 믿기지 않는 눈치였다. 스스로 해냈다는 뿌듯함까지 더해지니 자신감이 급상승했다. 자신에게 맞는 공부방법을 알고 나니 다른 과목에 대한 전략도 스스로 세울 수 있었다. 자신이 가장 어려워하고 성적을 올리기 가장 힘들 거라고 생각한 과학에서 목표를 성취했으니 이제 다른 과목 하나를 더 추가해서 전략을 세웠다. 같은 방법으로 매일 꾸준히 했다. 그런데 과학 점수가 지난번보다 조금 떨어졌다. 똑같이 했는데 왜 그럴까? 그것도 직접 점검해보고 피드백해야 한다. 이때 부모나 선생님이 개입하거나 지나치게 높게 공부 목표를 세우면 안 된다. 흔히 성적이 약간만 오르면 이런 실수를 하기 쉽다. 아이는 계속해서 자신에게 맞는 공부방법을 찾고 공부 양을 늘려나갔다. 점점 성적은 올랐고 자신감도 높아졌다. 얼굴 표정도 밝아지고 친구들과의 관계도 활기차 보였다.

무엇보다 스스로 해냈다는 성취감과 문제를 해결할 수 있다는 자신감이 가장 큰 수확이라고 생각한다. 일시적으로 성적이 떨어지더라도 자신의 문제를 찾을 수 있는 힘이 생긴 것이다. 이런 자신감은 다른 것을 할 때도 좋은 영향을 끼칠 수밖에 없다. 국어 성적은 과학이나 수학, 사회처럼 많이 오르진 않았지만 성적이 오르자 독서 경시대회에도 나가겠다는 놀라운 생각도 했다. 그동안 학교에서 읽으라는 필독서도 제대로 안 읽고 독서 노트도 작성하지 않던 아이가 독서 경시대회에 나가보겠다는 여유가 생긴 것이다. 이렇게 되기까지는 1년 정도가 걸렸다. 물론 아이의 상태는 엄마와 지속적으로 공유했다. 엄마가 아이를 믿고 격려해주고 지켜봐주었기에 가능했던 일이었다. 자기주도학습 멘토링을 하면서 가장 기억에 남는 아이다.

아이들은 스스로 노력해서 목표를 이루면 다른 것도 해보고 싶다는 의욕을 보인다. 아이는 독서 경시대회에 나가기 위해 책을 다 읽었지만 막상 나가보니 내용 파악이 안되고 생각도 정리가 안된다고 했다. 하지만 그것은 문제가 안 된다. 공부방법을 터득했고 자신감이 생기면서 책을 읽어야겠다고 생각한 것이 중요하다. 그런데 여기에서 계속 똑같은 양(시간)만큼, 같은 방법으로 공부하면 성장하지 못한다. 그냥 성적을 유지하거나 시험이 조금만 어려워지면 성적이 떨어질 수도 있다. 그러면 다시 느슨해진다. 다시 한 단계 올라갈 수 있는 방법과 전략이 필요하다. 이때는 아이가 문제점을 찾고 방법을 모색할 수 있도록 믿어주고 멘토링 역할만 하는 것이 더 중요하다.

나에 대한 바른 이해

2010년 아이패드 제품을 발표하는 자리에서 스티브 잡스는 "창의적인 제품을 만든 비결은 우리가 항상 기술과 인문학의 교차점에 있고자 했기 때문이다. 리드 칼리지 시절에 접한 플라톤과 호메로스에서 시작해서 카프카에 이르는 인문 고전 독서 프로그램이 애플을 만든 결정적인 힘이다."라고 말했다. 이 말은 우리 사회가 인문학에 대한 관심을 갖게 하는 데 영향을 미쳤다. 스마트폰 같은 최첨단 제품을 만드는 데 기술보다 인문학이 더 많은 영향을 미쳤다니, 좀 엉뚱하면서도 연결 고리를 쉽게 찾을 수 없어서 더 많은 호기심과 관심이 증폭된 것이다.

빠르게 변화하는 시대에는 유연하게 사고하고 대처하며
나 자신을 잃지 않고 살아가는 태도가 매우 중요하다.
그러기 위해 나에 대한 올바른 이해와 다양한 탐색을 가능하게 해주는,
학창시절의 책 읽기를 통한 간접 경험은 매우 소중하다.

인문학은 인간에 대한 학문으로 지혜를 터득하게 하는 학문이다. 문학과 역사, 철학을 위시해서 언어학, 심리학, 교육학, 예술사, 미학을 포괄하는 학문 분야다. 이런 인문학이 오늘날 더 중요하게 대두되는 이유는 시대적 요구 때문이다. 인류는 처음에 이런 것에 더 관심이 많았으나 과학의 비약적 발전으로 정신적인 것보다는 물질적이고 효율적인 것을 더 발전시켜왔다. 오늘날은 상상력과 창의력이 매우 중요한 시대다. 이런 창의력과 상상력은 인문학을 통해 이루어진다고 보는 것이다. 스티븐 잡스도 단적으로 강조하고 있지만 많은 학자들이 강조한다. 그 이유는 인문학이 고정

관념과 가치, 규준 등에 얽매이지 않고 나와 세상을 이해하는 힘을 길러주기 때문이다. 또한 스티브 잡스가 애플의 성공에서 분명히 밝혔듯이 자신이 성공한 이유를 정확히 알게 해준다. 즉 자기 자신을 알게 해주는 것이다.

잡스가 말한 인문 독서 프로그램이 어떤 역할을 하는지 좀 더 구체적으로 살펴보자. 문학은 다양한 사람들과 함께 살아가는 방법을 제시해주고, 다른 사람의 마음을 헤아리는 배려심과 공감 능력을 길러준다. 주인공이 힘든 일을 잘 견뎌내는 모습을 통해 나를 돌아보고 용기를 얻기도 하는 것이다. 또한 이해할 수도 없었고 상상도 못했던 새로운 세상에 대해 간접 경험을 하면 내가 원하는 것은 무엇인가, 나를 어떻게 변화시켜야 하는가 하는 자기 성찰의 기회도 갖게 된다. 학창시절에 이런 경험을 하는 것은 매우 중요하다.

철학은 나 자신으로 살아가는 삶을 살 수 있도록 해주는 힘이다. '생각하는 대로 살지 않으면 사는 대로 생각하게 된다'는 프랑스 소설가 폴 부르제의 명언처럼 생각하지 않으면 그냥 사는 것이 내 생각인 것처럼 별 의식 없이 살아가게 되는 것이다.

"아! 공부하기 싫다."

"이 빵은 맛있다."

"이 노래 너무 좋다."

이와 같은 말들을 하루에도 몇 번씩 하다 보면 마치 내 생각을 표현한 것 같지만 그렇지 않다. "공부하기 싫다."라는 말과 '왜 나는 공부가 하기 싫은 걸까?', '나만 그런가? 다른 애들은 어떨까?', '공부가 하기 싫으면 내가 하고 싶은 것은 무엇일까?'라는 질문은 다 같은 생각을 나타낸 것 같지만 다르다. "공부하기 싫다." 이렇게 말하면 해결 방법이 없다. 그냥 그것으로 끝이다. 그러나 뒤의 말들에서는 문제를 본질적으로 생각하고 있다. 무엇보다 문제의 중심에 나를 놓고 문제를 해결하려는 의도를 가지고 있다. 객관식 보기 중에서 가장 근접한 답을 찾고 모범 답안지에 익숙해지다 보면 생각하는 방식이 고정되어 혼자만 다르게 생각하는 것이 귀찮고 불편하다. 그러다 보면 생각하는 것은 어려워지고 의문을 가지거나 질문을 할 수 없게 된다. 그래서 살아가면서 만나는 다양한 문제들, 스스로 해결책을 내야 하는 문제들에 봉착하면 무력해지고 결정할 수 없게 된다. 그래서 남들을 따라 하는 것이 내 생각이라고 여기게 된다. 당연하다고 생각하는 것에 질문하고 그것에 대해 깊이 탐구하는 철학하는 습관을 갖고 다른 사람의 생각을 알 수 있는 철학책을 읽는 것은 매우 중요하다. 고등학교 윤리 시간에는 동·서양의 철학자와 그들의 철학적 사고를 배우게 된다. 그냥 이론을 공부하는 데 그치는 것이 아니라 그것을 통해 다음과 같이 물어볼 수 있다.

"나는 누구인가?"

"나는 무엇을 할 수 있을까?"

"나는 무엇을 해야 하는가?"

나와 세상에 대해 관심을 갖고 바르게 이해하기 위해 학창시절에 철학책을 읽는 것은 매우 중요하다.

역사는 과거의 이야기인데 왜 배울까? 현재와 미래에 더 나은 삶을 살아가기 위해 역사를 알아야 한다. 역사는 단순한 과거의 기록물로 사실만을 외워야 하는 것에 그치는 것이 아니다. 시대에 따라 당시의 평가에서 벗어나 다양한 평가가 시도되고 있다. 예를 들면 광해군은 정쟁에 휩싸여 영창대군을 죽게 하고 인목대비를 유폐시켰다. 결국 이것을 빌미로 군으로 격하되어 실록에는 타락한 군주로 기록된다. 광해군은 폭군으로 알려져 있었지만 한편으로는 탁월한 외교정책을 펼친 인물로 새롭게 평가받기도 한다. 그는 17세기 초 기울어져가는 명나라와 신흥 강국인 후금 사이에서 탁월한 역사 인식으로 동향을 살피고 정보를 수집하여 기민하게 국제정세의 변화에 적극적으로 대처하였다. 또한 전쟁으로 피폐해진 민심을 다독이며 대동법 실시, 동의보감 반포 등의 업적을 남겼다.

오늘날 우리나라는 6자 회담, 북핵 문제, FTA 등 어려운 국제정세에 직면해 있다. 미국, 중국, 일본의 이해관계가 얽혀 있는 가운데 남과 북의 문제를 평화적으로 해결해야 하는 난제에 처해있다. 주변국가 미국, 일본, 중국, 러시아의 서로 다른 이해관계 속에서 우리는 광해군의 탁월한 외교능력을 거울삼아 주변국의 동향을 면

밀히 살피고 우리만의 대응전략을 세우는 지혜를 발휘해야 한다.

이와 같이 역사는 책에 갇혀 있는 기록물이고, 암기의 대상이 아니다. 그 당시 가치관으로 서자 출신에 대한 편견과 효에 대한 엄격한 잣대로만 광해군을 평가하여 지도자로서의 능력은 무시한 것이다. 역사가 흥미로운 것은 한 가지 관점이 아닌 다양한 관점으로 바라볼 수 있고, 시대의 변화에 따라, 새로운 발견과 재평가가 이루어진다는 것이다. 지금 내 삶의 방식과 사고의 과정도 오랜 역사 속에서 축적된 과정이다.

"나는 누구인가?"

"내가 원하는 것은 무엇인가?"

평생 묻고 답해야 하는 문제다. 그래서 배움의 과정에 있는 우리의 10대 아이들이 인문학과 좋아하는 분야를 폭넓게 읽으면서 나에 대한 바른 이해를 주체적으로 찾아가는 경험을 하는 것이 중요하다.

자녀의 문제 해결력을 기르는 독서

문제를 발견하고 질문하기

2010년, G20 정상회담에서 오바마 대통령의 질문이 이슈가 됐다.

"한국 기자들에게 질문권을 드리고 싶군요. 정말 훌륭한 개최국 역할을 해주셨으니까요. 질문 없습니까?"

질문이 없자 루이청강 기자가 "실망시켜드려 죄송하지만, 저는 중국 기자입니다. 제가 아시아를 대표해서 질문해도 될까요?"라고 물었다. 그러자 오바마 대통령은 한국 기자들이 질문을 해야 한다고 했다.

"한국 기자들에게 제가 대신 질문해도 되는지 물어보면 어떨까요?"

질문은 알고자 하는 바를 얻기 위한 물음이다.
호기심이 없으면 질문을 할 수 없다.
책을 통해서 나에 대한 애정 어린 질문과 답을
찾을 수 있다.

"그것은 한국 기자가 질문하고 싶은지에 따라서 결정되겠네요.
없나요? 아무도 없나요?"

결국 질문권은 중국 기자에게 넘어갔다.

(EBS 방송 화면에서 인용)

오바마 대통령은 우리나라 교육에 대해 많은 관심을 가지고 있고 매우 우호적으로 생각한다고 알려져 있다. 우리나라 교육이 우수하다고 여러 차례 언급하는 것을 의아해하면서도 미국 교육에 문제점이 많은가? 하는 의구심이 들기도 했다. 세계가 지켜보는

자녀의 문제 해결력을 기르는 독서

가운데 질문 기회를 줘도 활용하지 못하고 기회도 주지 않은 중국 기자가 아시아를 대표해서 질문을 하겠다는 상황에 어떤 생각이 드는가. 이 상황은 우리 교육의 문제점에서 비롯됐다는 의견들이 많았다.

많은 보도를 통해 알고 있듯이 우리나라 학생은 세계에서 가장 많은 시간을 공부하고, 세계 올림피아드 대회에서 항상 우수한 성적을 거둔다. 그런데 왜 질문을 못하는 현상이 벌어진 것일까? 일단 우리는 가정에서도 질문하는 습관이 안 되어 있다. 대부분 어른들만 질문한다. 그것도 아이의 생각을 듣는 것이 아니라 답을 제시해주거나 정해진 답을 요구하는 경우가 대부분이다. 예를 들면 '학원 다닐래, 말래?', '왜 공부하기 싫은데?' 같은 질문도 아이의 생각을 듣는 것 같지만 아이가 느끼기에는 '공부 안 하면 뭐 할 건데' 하는 엄마의 질책이라고 생각한다.

'왜 그랬어?', '네가 왜 그런 걸 해?' 이런 유도신문 같은 질문 앞에서 자신이 하고 싶은 것을 말하거나 그것을 왜 하고 싶은지를 말하더라도 엄마가 들어주지 않고 자신의 의견이 무시될 것이라고 생각하기에 말하는 것조차 포기하게 된다. 이것은 질문이 아니라 강요다. 질문을 하기 위해서는 다르게 생각하거나 호기심이 있어야 하는데 이런 것들이 거추장스럽게 여겨지는 것이다.

학교에서도 질문하는 능력은 거의 필요가 없다. 이미 정해진 답을 강요받는다. 5지 선다형 객관식 문제를 풀 때면 더더구나 다른 생각을 하면 안 된다. 주어진 보기 중에서 가장 적합한 답을 선택하면 된다. 의문을 갖는 것은 불필요하고 오히려 답만 헷갈릴 뿐이다. 항상 답이라고 주어진 내용만을 외우고 익혀야 하기 때문에 의문을 가지거나 생각하는 훈련은 전혀 할 필요가 없다. 그러다 보니 질문하는 것이 어색하기까지 한 것이다. 질문에 대한 자신감이 떨어져 '내가 이 질문을 해도 될까?' 고민하게 된다.

질문은 알고자 하는 바를 얻기 위한 물음이다. 즉 알고자 하는 의욕(호기심)이 없기 때문에 질문을 못하는 것이다. 질문의 중요성을 살펴보자.

첫째, 질문은 질문으로 그치는 것이 아니다. 질문에 대한 답을 능동적으로 찾기 위한 시발점이다. 다른 사람이 주입한 답이 아니라 내가 생각하고 창의적으로 해결하는 과정이 수반되는 것이다. 기존의 지식을 습득하고 관습에 따르는 것이 아닌 창조적인 활동이다. 예를 들어 기존의 표현 양식을 그대로 따르는 그림만이 전부라고 생각했다면 피카소 같은 추상파 화가는 존재하지 않을 것이다. '사람의 얼굴은 다르게 표현할 수 없을까?', '전쟁에 대한 참혹함을 어떻게 표현해야 할까?' 이런 질문이 없었다면 '게르니카'는 탄생하지 않았을 것이다. 과학에서도 마찬가지다. 천동설을 그냥 믿고 천동설로 설명이 안 되는 현상에 의문을 갖고 질문하지 않았다면 지동설이 사실인데도 쉽게 밝혀지지 않았을 것이다.

둘째, 오늘날은 모든 사람들이 합의한 동일한 가치관과 생활 방식이 존재하지 않는다. 지금까지는 '행복' 같은 아주 개인적인 감정도 정형화된 틀이 있었다. 부모님 말씀 잘 듣는 착한 아이(매우 순응적인 아이)로 학교에서는 배운 대로 정답을 빨리 찾을 줄 알고, 좋은 고등학교와 대학을 졸업한 후 대기업에 입사해서 안정적 연봉과 보장된 정년을 맞이한다. 퇴직하면 목돈을 마련하고 아파트를 장만하여 안정된 삶을 살면 행복한 삶이라고 여겼다. 그러나 지금은 개개인이 세상의 흐름과 자신의 생각에 비추어 자신만의 행복을 찾아야 한다. 획일화된 기준이 없는 오늘날에는 질문과 답을 스스로 찾아가야 하는 것이다.

셋째, 나를 변화시키고 성장시키기 때문에 중요하다. 당연하다고 받아들이지 않고 왜 그렇지? 다른 방법은 없을까? 같은 끝없는 질문이 문제를 발견하고 해결하게 해준다. 에디슨이 연구를 하면서 남긴 노트가 3,400권이라고 한다. 그 노트는 질문을 해결해가는 과정의 기록이다. 나는 왜 공부를 할까? 열심히 하는데 왜 성과가 나지 않을까? 무엇이 문제인가? 아니, 진짜 열심히 하고 있나? 자신에 대한 이런 질문들이 나를 변화시키고 성장시킬 수 있는 것이다.

책을 읽으면 어떤 질문들을 할 수 있을까? 작가의 생각은 무엇일까? 그런 생각을 한 근거는 무엇일까? 작가의 생각을 무조건 수용하는 것이 아니라 나와 생각이 같은 것은 무엇인지, 어떤 것이 다른지 구분해내야 한다. 그리고 나는 왜 다른 생각을 하는지 알아야 한다. 또한 '달리 생각할 수 없을까?' 하는 질문과 사고 과정을 통해 사고력이 커가는 것이다. 또한 책을 읽고 '나라면 어떻게 할까?'라고 생각하면 생각도 정리할 수 있고 내 상황을 객관적으로 볼 수 있는 힘도 생긴다. 그러면서 문제 해결력을 기를 수 있게 된다. 책을 통해 구체적으로 질문할 수 있는 힘을 기르는 것이다. 알버트 아인슈타인은 이렇게 말했다.

"다른 사람의 사상이나 경험에 전혀 자극받지 않고 혼자서만 뭔가를 한다면 그것처럼 시시하고 단조로운 일도 없을 것이다."

우리는 너무나 많은 사상이나 경험을 쉽게 접할 수 있는 정보의 홍수 시대에 살고 있다. 아인슈타인이 말한 것처럼 많은 사상과 경험에 자극받지 않는다면 자신에게도 매우 안타까운 일이다. 사상과 경험을 쉽게 접할 수 있는 양질의 수단은 바로 책이다. 혼자서 뭔가를 하는 시시함과 단조로움을 피하기 위해서 책을 읽어야 한다.

인류 문명은 질문을 통해 발전해왔다고 할 수 있다. 인간은 무엇인가? 행복은 무엇인가? 암은 왜 생기는 것인가? 우리 사회에는 어떤 불평등이 존재하는가? 인류 문제에 관심을 가지고 자신에 대한 관심과 애정을 안고 질문해보자. 나는 왜 공부할까? 나는 무엇을 좋아하고 잘하나? 나는 어떤 삶을 살고 싶은가? 내가 생각하는 행복은 무엇인가? 책을 통해서 나에 대한 애정 어린 질문과 답을 찾아갈 수 있다.

잘못된 독서 습관 인정하기

　어렸을 때 아이가 책을 읽고 있으면 엄마들은 너무나 흡족해한다. 우리는 책을 읽지 않아서 문제지 책을 많이 읽는 행위는 좋은 것으로 여긴다. **책은 많이 읽을수록 좋다는 무조건적인 믿음이 있다. 그래서 독서에 대한 잘못된 습관을 간과하는 경우가 많다. 독서는 제대로 해야 한다.** 그러기 위해서 자신의 잘못된 독서 습관부터 점검해보아야 한다.

　유아기에는 주로 엄마의 주도하에 책 읽기를 하기 때문에 엄마의 잘못된 방법이 사용될 수 있다. 책을 읽어주는 시기는 빠를수록 좋지만 엄마의 의욕이 지나쳐서 한 번에 너무 많은 시간을 계

책은 많이 읽으면 좋지만 우선 자신의 잘못된 독서 습관을
점검해보면 좀 더 제대로 읽을 수 있다.
어려서부터 제대로 읽기를 한다면 더욱더 효과적이다.
평생 교육 시대에 교육 수단으로 책만 한 도구는 없다.

속해서 읽어주는 것은 좋지 않다. 4~5살 아이들의 집중시간은 15
분도 안 된다. 책을 읽어줄 때는 동화 구연하듯이 실감나게 읽어
주지 않아도 된다. 아이와 눈을 마주하고, 즐거운 목소리로 천천
히, 발음을 정확하게 읽어주는 것이 중요하다. 또 유아기 때는 잘
듣고 있는지, 이해를 잘하고 있는지 확인하기 위해서 자꾸 질문하
는 것은 좋지 않다. 그러면 아이는 책 읽는 시간에 긴장하게 되고
엄마도 아이의 대답에 예민해지게 된다. 또한 아이가 자유롭게 상
상하는 힘을 방해받게 되고, 점점 책 읽기가 재미없어진다.

유아기에는 읽고 있는 책을 자꾸 바꾸면서 읽어달라는 아이들

자녀의 문제 해결력을 기르는 독서

도 있다. 초등학교 저학년 이상의 아이들 중에서도 끝까지 읽지 못하고 책을 바꾸는 아이들이 있다. 이런저런 핑계를 대면서 책을 끝까지 읽지 못하는 아이들이 의외로 많다. 한두 번이면 괜찮지만 매번 반복된다면 고쳐야 한다. 우선 왜 끝까지 읽지 못하는지 원인을 찾아야 한다. 그래야 문제를 해결할 수 있다. 시간이 부족해서 끝까지 못 읽을 수도 있는데, 그걸 모르고 끝까지 안 읽는 것을 탓하면 안 된다. 아이들마다 읽는 속도는 다르다. 또 짬짬이 읽다 보니 앞뒤 내용이 잘 연결되지 않아서 읽기를 그만두기도 한다. 또 읽고 있는 내용에 흥미가 생기지 않아 그럴 수도 있다.

무작정 학년별 추천 도서 목록을 따라서 읽는 습관도 좋지 않다. 읽기 수준과 이해력은 개인차가 크기 때문이다. 어떤 엄마는 4학년 아이가 6학년 수준의 책을 읽으면 수준이 높아진다고 착각하기도 한다. 자기 수준에 맞지 않는 책을 읽으면 흥미도 떨어지고 책을 읽고 얻을 수 있는 효과를 기대하기 어렵다.

도서 목록에 나와 있는 책이 자기 수준에 맞는지 알 수 있는 방법은 무엇일까? 전문가의 도움을 받을 수도 있지만 엄마도 도와줄 수 있고 아이 스스로도 할 수 있다. 물론 한두 권 읽어보고 알수 있는 것은 아니다. 우선 자신이 좋아하는 장르의 책을 읽어보고 내용을 정리하거나 말로 전달할 수 있으면 충분하다. 깊이 읽기에 대한 문제를 접해서 자신이 해결할 수 있다면 충분히 이해하고 있는 것이다. 그 다음에는 별로 관심 없는 장르의 책을 끝까지 읽었는데 이해가 되고 힘들긴 해도 다른 책을 읽을 수 있다면 수준에 맞다고 할 수 있다. 편독이 심하거나 취향이 강한 아이가 역사책이나 소설류를 많이 읽고 충분히 이해하고 있다면 그 장르에서는 높은 수준의 것을 읽고 다른 장르에서는 자기 학년 것을 읽으면 된다. 많이 읽어보지 않거나 별로 흥미가 없는 장르라면 자기 학년보다 낮춰서 읽으면 된다. 사실 학년별 도서 목록도 절대적 기준이 있는 게 아니다. 그러니 아이나 엄마 모두 목록에 얽매여 스트레스를 받지 않았으면 좋겠다.

책을 읽을 때는 독서 계획을 세워야 한다. 지나치게 계획에 얽매여 대충대충 읽고 양을 채우는 독서도 문제지만 짬짬이 읽겠다는 생각도 좋지 않다. 돈도 일단 쓴 다음에 남는 돈을 저축하겠다고 생각하면 제대로 저축이 되던가? 그렇지 않다.

2017년 수능에서 만점을 받은 김재경 군은 될 수 있으면 책은 도서관에서 빌려 읽으라고 했다. 반납 기일이 정해져 있어서 늘어지지 않고 책을 읽을 수 있다는 것이다. 중학생부터 책에 대한 1년 계획을 먼저 세우고, 분기별로 다시 나눈다. 특히 방학에는 별도의 계획이 필요하다. 월별 계획과 시험기간이 끝나고 난 다음의 계획도 필요하다. 이때 짬짬이 읽을 수 있는 책과 그래도 좀 긴 시간을 투자해서 읽을 책을 분류해서 계획을 세우는 것이 좋다. 매일 조금씩이라도 읽으면 좋지만 중·고등학생은 그게 쉽지 않다. 책 읽을 시간이 통 없는 날은 시를 한 편 읽는다거나 수필, 칼럼

같은 비교적 짧은 글이라도 읽는 습관을 들이는 것이 좋다. 매일 무언가를 읽으면 뇌가 생각하는 훈련을 계속해서 하게 된다. 일주일 계획에서는 특히 주말 시간을 잘 활용하는 것이 중요하다.

대충 읽고 인터넷에서 자료를 찾아보는 것도 문제다. 특히 수행 평가를 하거나 학교에서 과목별로 읽고 시험에 반영한다고 할 때 이렇게 하는 아이들이 많다. 이렇게 하면 책을 읽어서 얻게 되는 공부력이나 사고력, 이해력 같은 실질적인 효과를 기대할 수 없다. 아주 조금 읽다가 마는 것도 문제고, 대충 읽고 나서 다 읽었다고 하는 것도 마찬가지다. 사고력이나 이해력뿐만 아니라 궁극적으로 자신의 생각을 갖게 하는 비판력을 전혀 기대할 수 없다. 더구나 다른 사람의 것을 내 것으로 만드는 옳지 않은 방법이다.

인터넷을 열어보면 원하는 자료를 쉽게 접할 수 있기 때문에 유혹에 쉽게 넘어갈 수 있다. 자기가 읽고 엉성하게 정리하는 것보다 내용도 훨씬 좋기 때문이다. 이런 방법으로 당장 과제는 모면할 수 있지만 이해력, 사고력은 길러지지 않아 다음에도 역시 같은 방법을 사용할 수밖에 없게 된다는 것이 문제다. 서툴고 어설프더라도 자신의 힘으로 읽고 과제를 해결하는 습관을 기르자. 힘든 걸 참고 하다 보면 점점 잘할 수 있는 자신을 발견하게 된다. 이때 엄마의 역할이 중요하다. 조금 더디다고 재촉하지 말고, 내용이 부실하더라도 지적하지 않고 점점 잘할 수 있다는 것을 믿어주며, 혼자 해내는 아이를 대견하게 생각했으면 좋겠다. 그럼 엄마도 마음이 편해지고 다음에는 지금보다 여유를 찾는 자신의 모습을 상상할 수 있다. 공부와 책 읽기는 장기전이다. 한 방에 끝나는 게임이 아니다.

《○○세 완성되는 독서법》, 《평생 독서 습관 ○○에 결정된다》 같은 제목의 책을 보고 독서시기를 놓쳤다고 생각하고 아이가 책을 안 읽으려는 것을 합리화하는 것도 문제다. 독서가 공부력의 기초가 된다. 더구나 문제해결 능력, 창의력이 요구되는 시대에 살고 있는 아이들에게 책을 읽기에는 이미 늦었다고 책을 안 읽히면 무엇으로 대체하겠다는 것인가?

물론 책이 모든 문제를 해결할 수 있는 유일한 방법이라는 것은 아니다. 그렇지만 여러 교육학자들과 각 분야 전문가들이 한결같이 독서를 우선순위로 강조하고 있다. 더구나 평생 교육 시대에 교육의 수단으로 책만 한 도구는 없다. 그래서 이제 독서가 '생존 독서'라는 말까지 한다. 늦었다고 읽지 않으면 안 된다. 앞에서 말했듯이 아이의 수준에 맞추어 재미있어 하는 장르부터 꾸준히 읽게 하자. 늦었다고 하지 말고 지금부터라도 독서에 관심을 갖게 돼서 참 다행이라고 생각하고 1년만이라도 기다려주자. 그럼 계속해서 읽게 될 것이다. 엄마가 흔들리지 않았으면 좋겠다.

자녀의 문제 해결력을 기르는 독서

일회성 독서는 이제 그만

"아이에게 물고기를 잡아주면 한 끼를 배부르게 먹을 것이다. 그러나 아이에게 물고기 잡는 법을 가르쳐주면 평생을 배부르게 먹을 것이다."

《탈무드》에 나오는 유명한 말이다. 이것은 책 읽기를 포함한 공부에도 적절한 비유라고 생각한다. 암기 위주의 공부를 하다 보니 누군가가 잡아주는 물고기를 먹기만 하면 좋은 성적을 받을 수 있다는 생각에 익숙하다. 부모는 아이가 고기를 잡아보고 놓치기도 하면서 고기 잡는 방법을 터득하도록 놔두지 않는다. 너무 어설퍼 보이고 시간도 많이 걸린다는 조급한 마음에 자꾸 살찐 물고기를

선진국은 태어나면서부터 국가와 가정에서
책 읽는 분위기와 환경을 조성한다.
독서를 강요하거나 서두르지 않고 교육의 바탕으로 삼아 평생을 책과 함께한다.
그런데 우리는 독서를 그저 개인의 취향 정도로 치부한다.

잡아주게 된다. 그러다 보니 아이는 물속에 어떤 물고기가 있는지도 모르고 물고기를 잡는 다양한 방법도 알 수가 없게 된다. 물고기 잡는 방법을 알려주는 것도 너무 중요하지만 여기에 그치면 안 된다. 정작 물고기를 잡아야 하는 사람은 아이이기 때문에 아이가 정말 물고기를 잡고 싶어 하는지부터 알아야 한다. 왜 물고기를 잡고 싶은지도 알아야 한다. 물고기를 잡고 싶다면 어떤 물고기를 잡고, 어떤 방법으로 잡을 것인가를 아이가 생각하고 선택해야 한다.

우리는 그렇게 하지 못한다. 그래서 책 읽기도 일회성으로 끝낼 때가 많다. 초등학교부터 중학교까지 과학의 달, 보훈의 달, 한

자녀의 문제 해결력을 기르는 독서

글날 등 각종 국가 기념일에 학교에서 지정해준 책을 읽고 적당히 독후감을 써낸다. 매년 과학의 달이 되면 무슨 책을 읽었으면 좋겠 느냐는 질문을 많이 받는다. 보훈의 달에도 똑같은 일이 되풀이된 다. 평소에 관심 있는 분야의 책을 찾아서 읽으려고 하지 않는다. 독후감을 위해 책을 읽었더라도 그것과 관련하여 확산적 읽기나 좀 더 깊이 있는 내용의 책을 읽어보는 호기심 같은 것도 없다.

다른 교육 선진국에서는 독서 교육을 어떻게 하는지 살펴보자. 우선 교육 강국 핀란드에서는 저녁 식사를 마치면 온 가족이 둘러 앉아 책을 읽거나, 자신이 읽은 책 내용을 가지고 이야기를 나눈 다. 아이가 잠들기 전에 부모가 아이와 함께 책을 읽는 것을 아주 중요하게 생각한다. 국민의 77%가 매일 한 시간씩 책을 읽는다는 통계가 이런 사실을 뒷받침하고 있다. 핀란드의 엄마들은 아기에 게 무엇을 읽어줄까, 어떻게 읽어줄까를 고민하지 않는다. 지방자 치단체 등에서 운영하는 도서관, 공공시설 등이 인구 1만 명에 하 나 꼴로 마련되어 있기 때문이다. 국제협력개발기구(OECD)가 주 관하는 국제학업성취도평가(PISA)에서 세 번이나 1등을 차지한 나 라가 바로 핀란드다. 또한 핀란드는 세계 1위의 독해력 국가다. OECD에서는 매년 학생들의 독해력, 학업성취도 등을 평가하는데 이 부문에서 핀란드가 세계 1위를 차지하고 있다. 책을 많이 읽을 뿐만 아니라 이해하는 능력도 세계 최고라는 것이다. 많은 전문가 들은 핀란드가 지닌 교육 경쟁력, 국가 경쟁력의 비결이 바로 '독서'라고 말한다.

유대인들은 하브루타 교육이 핵심이다. 하브루타는 서로 짝을 이루어 질문하고, 대답하고, 토론하고, 논쟁하는 것이다. 끝없이 질문하고 대안과 해결책을 찾는다. 가정 내 독서 토론은 자연스럽게 독서를 생활화하고 강력한 동기 부여가 된다. 유대인의 책 읽기는 가정에서부터 시작되어 평생 하는 것으로 유명하다.

미국은 독서와 쓰기에 중점을 둔 독서 교육을 진행한다. 책을 읽고 저자의 생각을 무조건 따르는 것이 아니라 글의 내용을 바탕으로 자기 생각을 정립하고 다른 사람과 생각을 공유함으로써 자신의 생각을 확장하는 것이다. 미국의 도서관에는 19세기 후반부터 어린이 독서 교육 전문가가 배치되었다. 그만큼 어린이 독서 교육을 중시하고 그 역사도 오래됐다. '원 시티 원 북(One City One Book)' 운동은 같은 도시에 사는 사람들이 한 해에 같은 책을 한 권 읽자는 운동으로 서로 간의 소통 수단으로 책이 중요한 역할을 한다.

일본의 '아침 10분 독서' 운동은 1988년 두 명의 선생님들에 의해 시작된 독서 운동이다. 매일 오전 수업시간 전 10분 동안 학생 스스로 읽고 싶은 책을 읽는데, 일본 전체 학교의 약 63%에 달하는 2만 4,130개교에서 참여하고 있다(2007년 2월 16일 기준). 이 운동이 성공하게 된 계기는 국가의 미래를 위해 독서가 중요한 경쟁력이라는 사회적 공감대 형성을 시작으로 일본방송협회(NHK)를 필

자녀의 문제 해결력을 기르는 독서

두로 한 방송사, 아사히신문을 비롯한 신문사, 교육기관, 공공도서관, 출판유통회사, 서점 등이 전폭적인 지원을 아끼지 않은 데서 비롯되었다.

영국에서는 책과 함께 인생을 시작한다고 해도 과언이 아니다. 아기를 출산한 뒤 산모의 가정을 방문하는 간호사를 통해 책을 선물하는 '북 스타트(BookStart)' 운동이 유명하다. 미국에서도 미국판 북 스타트 운동인 'ROR(Reach Out and Read)' 운동을 펼치고 있다. 미국 보스턴 의대 소아과 의사들이 시작한 이 캠페인은 만 6개월부터 만 5세까지 소아과를 찾은 아이들에게 단계별로 알맞은 책을 골라주고 부모에게 책 읽어주는 법을 설명해준 뒤 책을 나누어주는 행사다.

프랑스에서는 0~3세 영유아와 가족들을 대상으로 책 읽기 요령을 알려주는 '첫 페이지(Premieres Pages)' 운동을 진행하고 있다. 여론조사기관의 프랑스 독서문화에 대한 통계치를 보면 1년 동안의 평균 독서량은 11권, 하루의 독서시간은 1시간 50분이다. 심지어 휴가철 바캉스를 즐기는 가운데서도 독서를 빼놓지 않는 프랑스인들은 바캉스 기간 동안 평균적으로 3권 가량의 독서를 한다는 통계도 있다. 독서가 생활의 일부로 자리를 잡은 것은 어린 시절부터의 꾸준한 훈련과 교육을 통해서다. 논술형 대학 입학 자격시험인 바칼로레아는 유명하다. 누구나 쉽게 접근할 수 있는 위치에 도서관이 있고, 언어를 익히기 시작한 아이들에게 독서를 지도하는 시스템은 정부가 주도하는 교육 정책이기도 하다.

나라마다 독서 방법은 다르지만 시사하는 바는 같다. **선진국에서는 어려서부터 가정에서 책 읽는 분위기를 만들고 강요하거나 서두르지 않고 평생을 책과 함께한다는 것이다.** 이런 점에서 우리의 현실을 돌아보게 된다. 우리는 유아기 때는 책 읽기를 활발히 하다가 학년이 올라갈수록, 어른이 될수록 책을 읽지 않는다. 아마도 책을 읽는 목적과 재미를 느끼지 못하기 때문일 것이다. 독서 교육에 대한 프로그램이 없고, 투자도 없다. 독서를 그저 개인의 취향 정도로만 치부한다. 학교나 교육기관에서 체계적이고 지속적인 교육이 연계적으로 이루어지지 않는 것도 심각한 문제다. 그렇다고 언제까지 기다릴 수만은 없다. 제도가 완성되길 기다리는 대신 엄마들이 나서서 선진국의 가정에서 일상화되어 있는 독서하는 모습을 실천하면 될 것이다.

자녀의 문제 해결력을 기르는 독서

독해력은 공부를 하는 데 가장 기본이 되는 핵심 능력이다.
독해력은 잘 정리된 것을 읽는다고 길러지는 것이 아니다.
타인의 힘을 빌리지 않고
반드시 스스로 읽고, 요약하고, 이해해야 한다.
많은 정보를 받아들이고 걸러내며 편집할 수 있는 능력도
독해력이 있어야 가능하다.

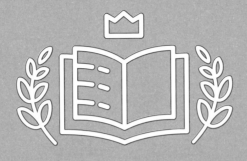

Chapter 4

나만의
비밀 병기

교과서를 읽혀라

시험공부를 하던 중학교 2학년 딸이 허둥대며 짜증을 부리자 엄마가 거든다.

"내일 사회 시험 보잖아. 문제집은 다 풀었어?"

"풀었는데 다 틀려. 짜증나 죽겠어!"

"이건 교과서에 다 나오는 건데?"

"교과서 읽을 시간이 없어. 학교에서 내준 프린트 한번 읽어보고 시험 볼 거야."

"그럼 자습서에 요점 정리해놓은 것도 한번 더 봐."

교과서를 잘 읽는 것은 책 읽기의 기본이자 공부를 잘할 수 있는 지름길이다.
모든 과목은 각 단원마다 학습 목표가 제시되어 있으며
무엇을 배워야 하는지, 무엇을 이해해야 하는지
기준을 제시하는 길잡이가 되고 있다.

요즘은 시험공부를 할 때 교과서는 거의 안 보고 문제집이나 자습서에 의존하는 아이들이 많다. 수학이나 과학 교과서는 거의 안 보고, 심지어 사회, 국어, 역사 같은 과목도 교과서는 일순위에서 밀려나 있다. 중학교도 그렇지만 고등학교에 올라가면 더 심하다. 아이들은 자세한 건 자습서에 다 나와 있고 교과서에서는 시험 문제가 안 나온다고 한다.

전교 1등을 하는 고등학교 2~3학년 학생을 소개하는「전교 1등의 책상」이라는 신문 연재 기사가 있었다. 두 면을 온전히 할애해서 학생의 공부 비법과 일주일 동안의 시간표, 사용하고 있는 교재도 소개했다. 전교 1등이기에 수업시간에 배운 것은 다 이해할 것 같은데 한 명도 예외 없이 그날 배운 건 그날 복습하는 습관을 가지고 있었다. 하나같이 교과서를 가지고 복습할 것을 강조했다. 심지어 교과서를 7~8번 읽는 학생도 있었다.

학생들을 가르쳐보면 교과서를 못 읽는 아이들이 매우 많다. 학교에서도 전처럼 교과서 중심으로 수업하지 않고 수업시간에 교과서 내용을 정리하거나 필기하는 경우는 거의 없다. 아이들은 시험에 임박해서 교과서를 뒤적이긴 하지만 2~3페이지를 읽기도 어려워한다. 더구나 그걸 읽고 가장 중요한 내용을 정리한다거나 좀 더 깊이 있게 공부해야 할 것을 찾아내지 못한다. 본문만 겨우 읽고 참고로 나와 있는 그림이나 사진, 도표들의 관련성과 의미를 유추해내는 것을 매우 성가시게 생각하고 지나치기 일쑤다.

교과서가 중요한 이유는 대부분이 설명문 형식으로 되어 있기 때문이다. 설명문은 이해를 목적으로 한다. 교과서를 잘 읽는다는 것은 설명문을 잘 읽는다는 것이다. 초·중등 교육의 목적은 주로 개념과 내용 이해가 주를 이룬다. 따라서 교과서는 내용을 이해시키는 데 충실하게 되어 있다. 그것은 교과서 각 장마다 나와 있는 학습목표를 보면 쉽게 알 수 있다.

예를 들어 중학교 국어 교과서 단원 첫 부분에 학습목표가 나온다. 학습목표에 따라 문학 작품을 보거나 읽기, 쓰기를 학습하게 된다. 단원이 끝나면 학습활동 또는 단원의 마무리로 앞에서 제시한 학습목표를 제대로 이해했는지 확인해보는 문제 형식과 활동이 나와 있다. 그런데 아이들은 학습목표를 무시하고, 그것이 단원에서 가장 중요한 학습 내용인지조차 모른다. 단원에서 배우고 알아야 할 것을 분명이 명시하고 있는데도 그것을 내가 잘 알고 있는지 점검도 하지 않고 평가 문제집만 풀려고 한다. 그러니 개념도 정확히 모르고 응용해서 나오면 더 모르는 것이다. 문학을 배울 때마다 계속해서 중요한 개념이라는 것도 인지하지 못하고 대충 공부를 한다. 교과서만 제대로 활용해도 공부는 쉬워진다. 또 교과서를 정확하게 읽는 훈련을 통해 바르게 읽기와 내용 정리가 잘되면 시험공부는 물론 다른 책 읽기도 쉬워진다.

국어 교과서만 그런 것이 아니다. 아이들이 가장 잘 안 보는 수학 교과서에서 '제곱근과 실수' 단원의 학습목표를 살펴보자. 1. 제곱근의 뜻을 알고, 그 성질을 이해한다. 2. 무리수와 실수의 개념을 이해한다. 3. 실수의 대소 관계를 이해한다. 교과서에는 제곱근의 뜻이 설명되어 있다. 여기서도 목표마다 이해라는 말이 꼭 들어가 있다. 역시 이해가 목적이다. 그런데 아이들은 중점적으로 이해하기보다 문제를 풀어보면서 어렴풋이 개념을 이해하는 식으로 힘들게 공부한다. 개념이 명확하지 않으니 응용문제만 나오면 어렵나고 손을 놓는다. 이해는 자신의 방식으로 자기 걸로 만들어야 한다. 선생님이 설명한 것을 들었다고 이해한 것이라고 할 수 없다. 그러니 쉽게 잊어버리고 응용도 못하는 것이다.

사회 교과서의 학습목표도 살펴보자. 1. 국제 거래의 중요성을 이해하고, 국제 거래가 증가하는 이유를 설명할 수 있다. 2. 국제 거래에서 나타나는 다양한 특징을 제시할 수 있다. 이유를 설명할 수 있어야 하고 다양한 특징을 제시할 수 있어야 한다고 되어 있다. 교과서에도 다양한 특징이 나와 있지만 스스로 다른 특징들을 찾아보는 탐구력을 요구하는 것이다. 그러기 위해서는 교과서의 내용부터 정확히 이해한 후 자습서를 활용하거나, 스스로 특징을 찾고 예시로 든 다른 특징들이 타당한 것인지 판단할 수 있어야 한다.

대부분의 아이들이 이런 교과서 지침과 공부방법, 확산적 사고를 모르고 단편적으로 공부하니 공부가 힘들고 지루하게 느껴지는 것이다. 처음에는 시간이 걸리더라도 교과서를 보고 중요한 내용을 정리해내는 과정이 매우 중요하다. 다른 사람이 정리해준 것을 보거나 간단히 정리된 자습서만 보면, 스스로 중요한 내용을 뽑지 않았기 때문에 이해력이 떨어진다. 또 다른 글을 읽었을 때 내용을 정리하거나 사고력을 요하는 문제 해결은 더 힘들어진다. 모든 과목의 교과서는 이와 같은 역할을 한다.

초등학교부터 단원 목표를 인지하고 스스로 문제를 해결하는 방법을 찾아간다면 공부는 쉬워진다. 선행학습이 일반화되면서 교과서를 멀리하게 되고 교사가 주입식으로 개념을 정리해주니 아이들은 기초 없이 문제만 푸는 공부를 하고 있다. **교과서를 잘**

읽는 것이 책 읽기의 기본이자 공부를 잘할 수 있는 지름길이다.

예전에 중학교 2학년 국어 교과서에 '교과서 어떻게 읽을까'라는 단원이 있었다. 과학, 가정, 사회 교과서의 일부를 보여주면서 각 글의 특성을 살려가면서 읽을 때 무엇을 유념하면서 읽어야 하는지를 안내하는 단원이었다. 읽기를 어떻게 해야 하는지 알려주는 것이지 거기에 나와 있는 내용을 암기하라는 것이 아니다. 각 교과 선생님이 교과 특성을 살려 지도하는 것이 가장 좋지만 읽기, 쓰기, 말하기, 듣기를 주축으로 이루어져 있는 국어 시간에 알려주는 것도 대안이 될 수 있다고 생각해서 매우 반가웠다. 그러나 이 단원을 국어 시간에 수업하는 학교를 찾기 힘들었고 시험에 내는 학교도 본 적이 없다. 그래서 그런지 그 단원은 개정 교과서가 나오면서 사라졌다. 아쉽다. 교과서를 정확히 읽는 능력은 책을 바르게 읽는, 읽기 능력의 가장 기본이면서 성적을 올릴 수 있는 좋은 방법이다.

읽은 책을 수업에 활용하기

"엄마, 이 책을 왜 읽으라고 하는 건데요?"

"필독서니까 읽으라는 거지."

"맨날 필독서, 필독서! 내가 읽고 싶은 책도 못 읽고."

　오늘도 엄마와 아이의 팽팽한 신경전이 벌어진다. 아이는 툴툴거리며 방으로 들어간다. 엄마는 이제 책을 읽고 있겠지 하고 안심한다. 누누이 강조하지만 내용만 억지로 아는 것이 책 읽기의 전부가 아니다. 책을 읽으려면 종합적 사고력을 동원해야 한다. 책 읽기는 생각을 주체적으로 하는 활동이다. 그래서 억지로 읽는

'책을 읽으니 나에게 도움이 되는구나' 하는 경험이
가장 좋은 동기 부여가 된다.
필독서 목록에 얽매이지 말고 교과서를 활용하면 좋다.
그러면 좀 더 능동적이고 주체적인 독서를 할 수 있다.

것은 별반 도움이 안 된다.

　독서를 아이들과 함께하다 보면 분명히 얼마 전에 읽었고 수업 시간에 느낌까지 발표한 책인데도 까맣게 잊어버리는 경우를 종종 본다. 그런데도 그 책은 내가 읽은 목록에 추가된다. 물론 읽은 책을 모두 기억할 수 없고 굳이 그럴 필요도 없다. 책 한 권을 읽어도 기억에 남는 것은 일부이다. 그것도 어떤 목적을 가지고 읽었는가에 따라 달라진다. 메모라도 해놓아야 다음에 겨우 기억이라도 하게 된다. 그런데 내가 흥미를 가지고 읽었거나 남에게 추천해준 책들은 그래도 뭔가 남는 것이 있고 나에게 도움이 된다.

아이들에게는 어떻게 책을 읽히는 것이 좋을까? 무조건 필독서만 강요하는 것보다 '책을 읽으면 실제로 나에게 도움이 되는구나' 하는 경험을 해보는 것이 가장 좋은 동기 부여다. "책을 읽으면 좋으니까 많이 읽자."는 별로 설득력이 없다.

우선 이렇게 해보자. 아이들은 수업시간에 발표해서 칭찬을 들으면 자신감도 생기고 그 과목을 좋아하게 된다. 초등학교 1~2학년 때는 수업시간에 가장 발표를 많이 시키는 시기다. 아이들도 발표하고 싶어 거침없이 손을 든다. 별로 할 말이 없어도 활발한 아이들은 손을 들고 "저요! 저요!"를 외친다. 그때 나는 한 번도 발표를 못 해봤다. 다른 아이들이 발표하다 더듬거리는 것만 봐도 마치 내가 그런 것처럼 얼굴이 빨개지고 선생님이 날 시킬까 봐 조마조마했다.

초등학교 3학년이 되고 얼마 지나지 않아 전학을 가게 됐다. 전학 간 학교에서의 첫 시간은 국어였다. 그때 '봄'이란 제목의 시를 배우고 있었다. 선생님은 나에게 느낌을 말해보라고 하셨다. 전학 와서 매우 낯설고 떨리겠지만 할 수 있으면 해보라고 하셨다. 난생처음 애들 앞에서 하는 발표가 내 느낌과 생각을 말하는 것이라니. 다행히도 전학 오기 전 학교에서 그 시를 배웠던 터라 발표를 무사히 끝낼 수 있었다. 선생님은 배우지도 않은 시를 너무 잘했다며 칭찬을 해주셨다. 그 이후 나는 발표를 잘하는 아이로 변했다. 이런 경험을 아이들에게 이야기해주면 지금의 내 모습과 너무 다르다고 놀라워한다. 그때 나는 발표라곤 전혀 할 수 없을 만큼 내성적인 성격이었는데, 하물며 전학 온 낯선 곳에서 어떻게 용기를 낼 수 있었던 걸까? 지금도 그 선생님이 가장 기억에 남는다. 전학 와서 떨리겠지만 할 수 있으면 해보라는 선생님의 격려와 내용을 미리 배웠다는 안도감에서 용기를 낸 것 같다. 선생님의 가르침은 내가 아이를 키우고 가르치는 데도 많은 영향을 주었다. 나는 아이들을 가르치면서도 이때의 경험을 떠올리며 인정과 지지를 아낌없이 해준다.

읽은 책을 수업에 활용해보자. 그러면 아이들은 책을 더 잘 읽는다. 교과서에는 위인전이 꼭 실린다. 업적과 일화 소개 중심으로 일부 내용이 나온다. 창작소설도 이렇게 해보니 아이들이 수업에 집중도 잘하는 것은 물론 수업이 재미있고 발표할 것도 많아졌다고 한다. 이런 경험은 매우 중요하다. 집에서도 엄마가 국어책을 비롯하여 다른 과목의 내용을 미리 읽히면 심화 학습도 되고, 책을 읽어야 하는 방향과 동기 부여도 잘될 것이다.

5학년 교과서에 주시경 선생의 위인전이 실려 있다고 해보자. 교과서에서는 한 가지 일화를 보여주며 주시경 선생의 성품이나 업적을 소개할 것이다. 하지만 그것만 읽어서는 선생의 정신을 이해하기 힘들다. 특히 위인전에서는 역사적 배경과 시대적 상황이 매우 중요한데, 지면의 제약 때문에 자세한 내용은 생략되어 있다. 그래서 주인공의 업적이 당시에는 실행하기 매우 어렵고 훌륭한 일이라는 것을 잘 알 수가 없다. 위인전 전체 내용을 읽으면 더 깊이 있게 이해하고 감동도 받게 될 것이다.

중학교 국어 교과서에는 시, 소설, 수필, 희곡, 고전 등 다양한 문학 작품이 실려 있다. 일부 내용이 실린 작품은 전문을 찾아 읽고, 그 작가의 다른 작품도 찾아 읽는 것이 좋다. 그러면 그 작가의 작품 세계는 물론 그 시대를 이해하는 데 많은 도움이 된다. 특히 이 방법은 고등학교 국어 공부를 하는 데 큰 도움이 된다. 고등학생들은 어떤 책을 읽어야 할까 고민이 많다. 왜냐하면 학생부에 기록해야 하기 때문이다.

우선 역사 교과서에서 제목을 언급한 책이나 생활과 윤리 교과서에 나오는 철학자들이 쓴 책을 읽어보는 것이 매우 좋다. 이것은 독서를 통한 탐구심과 호기심, 지적 관심의 반증이라 할 수 있다. 소크라테스가 4대 성인이고 서양 철학을 대표한다고 배우지만 모두가 《소크라테스의 변명》을 읽지는 않는다. 그 책을 읽고 자기 나름대로 이해한 학생과 제목만 알고 있는 학생은 소크라테스를 이해하는 깊이가 다를 것이다.

언젠가 TV에서 한 교수님이 《바람과 함께 사라지다》 원문을 17번 읽었는데 아직도 다 이해할 수 없고 읽을 때마다 새롭다고 해서 참 인상 깊었다. 문학을 전공한 교수님도 한 번에 다 이해할 수 있는 것은 아니라는 것을 알 수 있다. 그래도 교과서를 매개체로 인물, 역사적 사건, 책의 제목 등을 배울 때가 이해력과 사고력이 최고인 상황에서 읽는 것이다. 학창시절에 읽은 경험을 바탕으로 다시 읽으면 더 깊이 있는 읽기가 되는 것은 물론 내 삶에 영향을 미치는 고전이 될 것이다.

과학 시간에 배운 과학자가 쓴 책을 읽어보거나 과학사를 읽어보는 것도 매우 좋다. 교과서 내용도 이해가 잘될 뿐만 아니라 다른 과학자에까지 관심을 넓힐 수 있다. 책을 읽고 만족하는 데서 끝나기보다는 그 책을 수업시간에 활용해보고, 연계해서 다른 책을 읽게 되는 것보다 더 좋은 독서 방법이 있을까?

기준도 모호한 필독서 목록에 얽매이지 말고 특히 학교 수업시간을 우선순위로 교과서를 활용하면 나에게 직접적인 영향을 주면서 좀 더 능동적이고 주체적인 독서를 할 수 있다.

메타 인지를 활용하면
공부가 쉬워진다

"선생님, 우리 아이는 매일 책상에 앉아서 공부만 해요."
"어머니, 좋으시겠어요. 다들 공부를 안 해서 엄마들이 걱정인데."

아이가 공부를 안 해서 걱정이지, 공부만 한다고 걱정하는 엄마라니! 당황스러웠다. 더구나 아이가 공부한답시고 침대에 누워서 하거나 삐딱하게 앉아있는 것도 마음에 안 드는데, 책상에 앉아서 공부한다니! 도대체 무엇이 문제인지 모르겠다. 엄마와 함께 온 중학교 2학년 여학생은 아주 성실해보였다.

"시험이 막 끝났는데도 공부할 게 많다고 가족끼리 놀러가는 것

책을 읽고 정리하는 것은 메타 인지 능력을 기르는 좋은 방법이다.
또한 중요한 내용을 찾아내는 훈련도 자연스럽게 된다.
책을 읽으면서 메타 인지 능력을 기르는 것이
공부를 쉽게 하는 지름길이다.

도 안 가려고 해요. 아빠는 데리고 가고 싶어 하고요."

다른 엄마들이 들으면 행복한 고민을 한다고 생각할 것이다. 하지만 여학생은 정말 열심히 공부하는데 성적이 잘 나오지 않는다고 한다. 다 알고 시험을 봤는데도 성적이 좋지 않다는 것이다. 대부분의 아이들이 어려워하는 수학은 실수할 때도 있지만 성적이 잘 나오는 편이고, 영어와 국어 성적도 좋았다. 아이가 좋아하는 과목은 과학이라고 했다. 앞으로 과학 분야로 진학하고 싶은데 점수 기복이 너무 심했다. 제일 열심히 하는데도 성적이 안 나오니 본인이나 엄마는 답답하고 안타까워했다. 지금도 개인 시간을 전부 공부에 할애하는데, 더 많이 공부해야 하는 고등학교에 가면 어떻게 할지가 걱정이 된단다. 공부할 때 짜증을 내진 않지만 시험 때는 불안해한다고 했다. 단순하게 판단할 수 없었다. 과목별 공부방법, 공부하는 시간, 공부 태도, 수업시간의 태도, 복습 방법, 교과시 활용, 문제집과 자습서 활용, 시험 계획, 시험 후 피드백 등을 다양하게 살펴보아야 했다.

결국 이 아이의 문제는 공부한 것은 다 안다고 생각하는 데 있었다. 또 시험을 보면 생각이 잘 안 나서 엉뚱한 답을 쓰고 나왔다. 생각한 것보다 많이 틀렸고, 기대했던 점수와 실제 점수의 차이도 컸다. 공부를 해도 불안한 마음에 계속 봐야 할 것 같아 공부 시간은 한없이 늘어나게 되었다. 자기가 공부한 내용을 아는 것 같은 것이 아니라 확실하게 아는지 알고 넘어가는 것이 중요하다. 아는 것 같은데 막상 시험을 보면 생각이 안 나고 많이 헷갈린다고 대부분의 아이들이 말한다.

이미 많은 연구를 통해 알려진 **메타 인지**는 '**내가 안다고 생각하는 것과 내가 알고 있는 것을 확실하게 구분하는 능력**'이다. 인지심리학자들이 좋아하는 말 중에 이런 내용이 있다. 세상에는 두 가지 종류의 지식이 있다. 첫 번째는 내가 알고 있다는 느낌은 있는데 설명할 수 없는 지식이고, 두 번째는 내가 알고 있다는 느낌뿐만 아니라 남들에게 설명할 수도 있는 지식이다. 두 번째 지식만 진짜 내 지식이며 내가 활용할 수 있는 지식이다.

임영익은 《메타 생각》에서 메타 인지가 학술적인 의미로 오래전부터 선현들은 그 중요성을 알고 실천하고 있었다고 강조한다. 공자는 '아는 것을 안다고 하고 모르는 것을 모른다고 하는 것, 이것이 바로 아는 것이다'라고 하여 메타 인지의 본질을 꿰뚫어 보았다고 할 수 있다.

상담 온 여학생은 오랜 시간을 공부하고 책을 여러 번 봤지만 내가 확실하게 알고 있는지 점검하지 않고 알고 있는 것으로 여기고 넘어갔다. 시험 볼 때는 불안하고 긴장되어 더 생각이 안 나고 틀린 문제는 매번 헷갈려서 틀렸다고 말했다. 내가 직접 쓰고 생각하지 않고, 설명을 듣기만 하거나 다른 사람이 정리해놓은 것을 읽기만 하면 아는 것 같은 느낌이지 실제로 아는 것이 아니다. 아이들은 선행학습을 하고, 많은 설명을 들었기 때문에 아는 것 같은 느낌을 안다고 여기는 경우가 많다.

시험공부를 할 때 이 단원에서 무엇이 중요하고 꼭 알아야 할 것들이 무엇인지 먼저 파악하지 않고 교과서를 읽거나 자습서를 보고 문제집을 반복해서 풀었다. 그러다 보니 틀린 것은 계속해서 틀리고 시험 볼 때도 그런 문제가 나오면 자신이 없고 헷갈렸다. 그러다 보니 무엇이 시험에 꼭 나올지 모르고 무조건 다 중요하다고 생각하고 공부하니 양도 많고 힘들었다. 또 다른 문제는 교과서에 나와 있는 도표나 그림을 어떻게 활용할지 몰라서 본 것만 보고 빠트리고 간과하는 경우가 많았다는 것이다. 그래서 이것

135

나만의 비밀 병기

을 활용한 문제가 나오면 잘 모르거나 생소한 것이다. 이런 문제는 많은 아이들한테 많이 나타나는 현상이다.

《전교 1등의 책상》을 읽어보면 전교 1등의 공통점을 알 수 있다. 그들은 그날 배운 것을 그날 복습한다. 에빙하우스의 '망각의 곡선' 원리에 따르면 매우 효율적인 공부방법이다. 또 복습은 '오늘 수업시간에 배운 것을 다 이해했나' 하는 점검의 의미가 크다. 그래서 이해한 것과 그렇지 못한 것을 구분해서 공부하는 것이다. 그리고 시험 때가 되면 공부한 것을 한 장에 정리하기도 하고 혼자 쓰면서 설명해보는 아이들이 많았다. 한 장에 정리하는 것도 내가 알고 있는 것을 확인하는 것이고, 설명을 한다는 것은 내가 확실히 알고 있다는 증거이며 설명하면서 확실하게 이해도 되는 것이다. 무엇보다 공부를 잘하는 아이들은 내가 아는 것과 모르는 것, 정확히 알지 못하는 것을 스스로 잘 알고 있었다. 메타 인지를 적극적으로 활용하는 것이다.

책을 읽을 때도 내가 아는 것과 모르는 것을 확인해보는 과정이 꼭 필요하다. 그런 의미에서 토론을 하는 것이 가장 좋다. 토론은 책 내용을 잘 알고 있어야 참여할 수 있다. 토론을 하면 한 권의 책에 대해 다양한 의견과 나와 전혀 다른 시각을 접할 수 있다. 그러면서 다른 의견도 수용하고 내 생각에 대해 수정도 해볼 수 있는 유연한 사고를 하게 되는 것이다. 또한 토론을 하면 내 생각도 정리가 되고 더 잘 이해하게 된다. 그래서 토론은 책을 입체적으로 이해할 수 있는 좋은 방법이다.

책을 읽고 내용을 정리하는 것은 내용에 대해 아는 만큼 정리할 수 있기 때문에 메타 인지 능력을 기르는 좋은 방법이다. 또한 중요한 내용을 찾아내는 훈련도 자연스럽게 된다. 읽은 책을 책의 종류와 특성에 맞게 정리하는 습관은 매우 중요하다. 책을 읽으면서 메타 인지 능력을 기르는 것이 공부를 쉽게 하는 지름길이다.

소통 능력 기르기

통계청에 따르면 2015년의 1인 가구 비율이 25%를 넘어 전통적인 4인 가구의 비율을 이미 앞질렀다. 10년 후에는 32%에 육박하여 앞으로 세 가구 중 한 가구는 '나홀로족'일 것이라고 예상했다. 이러한 현상은 우리나라뿐만 아니라 일찍이 여러 나라에서 나타났다. 1인 가구의 비율은 유럽에서는 35%, 미국과 일본에서도 30%를 넘는다. 혼술, 혼밥 같은 말은 일상에서 흔히 쓰이고 있고, 혼자 여행하기, 혼자 쇼핑하기, 혼자 운동하기, 혼자 영화 보기 등이 어색하지 않은 실정이다. 물론 이런 상황이 지속되고 증가하는 시대에는 혼자 자신의 삶을 잘 꾸려가는 능력도 매우 중요하다.

소통 능력은 어려서 가정에서부터 길러진다.
이때 부모의 영향이 가장 중요하고 책을 통해 경험의 폭을 넓히며
소통 능력을 기를 수도 있다. 소통 능력은 점점 중요해지고 있는데
이때 책 읽기가 중요한 가교 역할을 한다.

1인 가구가 늘면서 다른 사람과 함께하는 기회가 적어졌다. 앞으로 다른 사람과 소통하고 원만한 인간관계를 맺는 것이 더 힘들어질 것이다. 그래서 다른 사람과의 소통하는 능력은 더욱 중요해질 것이다. 지금 나타나고 있는 갈등의 문제(부부, 부모와 자녀, 친구, 이웃, 직장)는 소통이 잘 이루어지지 않아 나타나는 경우가 많고 갈수록 심각해지고 있다. 정치인들도 국민과의 소통을 가장 중요시한다. 소통 능력은 매우 중요한데, 소통 능력이 부족하다는 것은 다른 한편으로는 사회 구성원으로서 매우 서툴다는 의미이므로 중요한 문제로 부각되는 것이다. 소통 능력은 인성의 일부로, 하루아침

에 길러지는 능력이 아니다.

아동심리학에서는 처음 관계를 맺는 부모와 '애착'과 '투사'가 잘된 아이들은 다른 사람과의 관계에도 신뢰를 가지고 잘 한다고 한다. 유치원 선생님은 또 다른 엄마이고 학교 선생님도 엄마 아빠의 또 다른 모습이기 때문에 관계 맺기에 어려움이 없다는 것이다. 그런데 부모와의 관계가 불안하고 충분한 애착과 분리가 안된 아이는 다른 사람과의 관계도 쉽지 않다고 한다. 모두 일관되게 맞다고는 할 수 없더라도 적지 않은 영향을 미쳐 어른이 되어서도 무의식적으로 나타난다는 것이다.

이와 같이 소통 능력은 어려서부터 가정에서 길러진다. **소통 능력은 부모의 영향이 가장 중요하지만 책을 통해서도 배울 수 있다.** 토미 드 파올라의 《오른발, 왼발》이라는 동화책이 있다. 손자 보비와 할아버지는 한집에 살았다. 둘은 함께하는 시간이 많았다. 할아버지는 자신의 발등 위에 보비의 발을 올려놓고 오른발, 왼발 하며 걸음마를 가르쳤다. 이것은 우리와 같아서 저절로 미소가 지어지며 이 책이 친근하게 다가왔다. 코끼리 블록을 함께 쌓는 놀이를 할 때는 마지막 한 개를 남겼을 때 할아버지가 재채기를 해서 탑을 무너트리곤 했다. 행복한 나날을 보내던 중 할아버지는 뇌졸중과 병으로 가족은 물론 보비도 알아보지 못하고 매일 침대에 누워 있게 된다. 어느 날 보비는 코끼리 블록을 가져와서 탑을 쌓았다. 한 개가 남았을 때 할아버지는 재채기를 했고 서서히 기억이 돌아와 보비의 이름을 부를 수 있게 되었다. 보비는 예전에 할아버지가 보비에게 걸음마를 가르쳐준 대로 오른발, 왼발 하며 할아버지가 걸을 수 있도록 돕는다.

짧은 동화지만 많은 것을 시사하는 아름다운 이야기다. 할아버지와 함께했던 추억이 있었기 때문에 할아버지와 다시 소통할 수 있는 매체가 되고, 소통이 이루어지니 할아버지의 기억도, 건강도 좋아진 것이다. 이때 보비는 할아버지 입장에서 함께했던 추억으로 소통한 것이다.

중학생이 읽으면 좋은 유모토 카즈미의 《여름이 준 선물》을 보면, 초등학교 6학년인 류와 모리, 하라는 가정 형편이 조금 어려운 아이들이다. 학교에서는 평범하고 공부에도 별로 관심이 없다. 하라는 할머니 장례식에 다녀온 다음날 '죽음'이라는 것을 어렴풋이 알게 되고 친구들과 죽음에 대해 이야기한다. 모리는 마을에서 조금 떨어진 곳에 혼자 살고 있는 할아버지를 대상으로 '죽음'에 대해 관찰하자고 제안한다. 할아버지가 너무 늙어 곧 죽을지도 모른다고 생각한 것이다. 그래서 세 아이는 40년을 홀로 살아온 할아버지를 찾아간다. 아이들은 간간이 할아버지를 찾아가 먹을 걸 드리고 온다. 아이들이 드나들면서 할아버지의 삶에 활기가 돌기 시작한다. 잡초만 무성하던 할아버지의 집 주변은 말끔해졌다. 마당에는 가을을 기약하며 코스모스 씨앗도 뿌린다. 내일을 기약한다는 것은 할아버지에게는 새로운 삶이나 마찬가지다. 아이들은 할

아버지가 전쟁 때 할머니와 헤어진 것을 알고, 할머니를 찾기 위해 노력한다. 이렇게 소년들은 할아버지의 이야기에 귀를 기울이게 된다. 이제는 처음에 할아버지가 언제 죽을 것인가 하는 단순한 호기심으로 접근한 아이들이 아니다. 아이들은 할아버지와의 대화를 통해 한 걸음 더 성장하고 아무와도 말 한마디 하지 않던 할아버지는 소년들을 기다리게 된다. 아이들이 축구 대회 준비 때문에 방문하지 않은 어느 날 할아버지는 잠든 듯 세상을 떠난다. 아이들은 할아버지와의 만남을 통해 상대방에 대한 관심을 배우고 자신들도 성장한다. 아이들이 불쌍한 노인을 일방적으로 돕거나 노인이 아이들을 훈계하지 않는다. 서로를 있는 그대로 인정하고 마음이 내키는 대로 자신이 할 수 있는 선에서 자연스럽게 행동했다.

중·고등학생이 읽을 법한 김려령의 《우아한 거짓말》을 보자. 어머니와 자매가 살고 있었다. 어느 날 막내딸이 자살을 한다. 언니인 민지는 동생이 이유 없이 자살할 아이가 아니라고 믿고 자살한 이유를 찾기 시작한다. 그러다가 동생과 자주 어울리던 친구 한 명이 동생을 괴롭혔고, 동생이 친구들로부터 따돌림을 당했다는 것을 알게 된다. 엄마의 어려운 사정을 잘 이해하는 동생이 엠피쓰리 플레이어를 사달라고 졸랐던 것도 이유가 있었던 것이다. 그런데 동생을 괴롭혔던 친구는 동생의 죽음 앞에서도 거짓말을 우아하게 포장한다. 결국 민지는 여러 실마리를 통해 동생을 죽음까지 몰고 간 상황을 알게 된다. 이 책을 통해 가족을 잃은 슬픔과 한 개인의 나약함, 외로움에 고통받는 아이의 마음을 공감할 수 있다.

만약 문학이 없다면 이런 감정과 공감을 무엇을 통해 얻을 수 있을까? 읽은 이에 따라 공감과 이해의 폭은 다르더라도 실제로 겪지 않으면 모를 수밖에 없는 다른 사람에 대한 이해를 문학을 통해 할 수 있다. 이야기에 공감이 되면 '나라면 어떻게 했을까?' 하는 주인공의 입장이 되게 된다. 이런 공감 경험을 통해 소통의 힘이 길러질 수 있다. 드라마나 영화를 볼 때 이유 없이 눈물이 날 때가 있다. 물론 시각적 영상이 더해지고 배우의 연기력 때문에 더 몰입이 되기도 하지만 문학을 통한 공감을 경험하고 나면 마음이 전과는 다르다는 것을 느낄 수 있다.

비단 사람과 사람뿐만 아니라 자연과 역사, 나를 둘러싼 모든 대상과 소통하면서 사유의 폭은 더 넓어지고 깊어진다고 할 수 있다. 이런 소통 경험은 평생을 통해 이루어지는데 이때 책 읽기가 참으로 중요한 가교 역할을 한다고 믿는다. 특히 어린이, 청소년 시기에 이런 경험은 어른이 되었을 때도 무뎌지지 않고 공감하며 소통할 수 있는 능력을 지켜주는 토양이 된다. 또한 부모의 사랑은 아이를 지지해주고, 있는 그대로 인정해줄 때 강력한 힘을 발휘한다.

인성이 경쟁력이다

"어머님들, 우리 아이가 대학 면접에서 좋은 결과를 얻기 위해서 어떻게 하면 될까요?"

"태도를 바르게 해요."

"미리 예상 질문을 훈련시켜요."

"자세와 태도가 중요하지요."

"면접 잘 볼 수 있게 해주는 학원도 있다던데요."

여기저기서 각기 다른 답을 찾으며 갑자기 강의장이 시끄러워진다.

"여기 계신 어머님들이 가장 잘하실 수 있어요. 오랜 시간이 걸리기 때문에 다른 사람이 하기 힘듭니다."

입시에서 인성을 보겠다고 하니 입시에 맞춰 인성을 가르치고 배우는 곳이 많아지고 있다. 그러나 인성은 단시간에 가공할 수 없다. 우리 아이들이 행복하게 자라길 간절히 바라는 마음으로 가정에서부터 인성 교육이 이루어져야 한다. 극심한 입시 경쟁에서 부모의 어깨가 무겁다.

지금도 그 강사(모 대학교 입학처장이었다)의 말이 옳다고 생각한다. 면접을 보기 위해 들어오는 모습, 인사하는 자세, 자리에 앉는 모습만 봐도 어느 정도 아이의 태도와 평소 생활을 읽을 수 있다고 한다. 평소에 어떤 모습으로 생활하는지 알 수 있다는 것이다. 엄마와 사이도 나쁘고 친구들과도 잘 지내지 못하는 아이들은 얼굴이 밝지 못하고 어딘가 어색하다. 걸어 들어오는 자세도 자신감이 없고, 연습을 했어도 부자연스럽다. 그런데 집에서 인정받고 평소 많은 대화를 하던 아이들은 설령 긴장하더라도 시간이 좀 지나면 편안해지고 자신의 생각도 자연스럽게 말할 수 있다고 한다. 그

나만의 비밀 병기

래서 면접을 잘 보기 위해서는 평소에 아이가 환한 표정을 지을 수 있도록 해주라는 것이다. 이게 말처럼 쉽지 않고 금방 되는 것도 아니기 때문에 부모가 해야 한다고 한다. 그런데 가장 잘할 수 있는 엄마가 망치고 있는 것 같다면서, 돈 드는 게 아니니 오늘부터 해보라고 강조한다. 모두가 잘 알지만 어디 그게 말처럼 쉬운가?

인성이 새삼 중요해진 건지, 아니면 요즘 아이들의 인성이 엉망이라 인성을 강조하는지 모르겠지만 대학 진학뿐만 아니라 모든 입시에서 인성을 중요하게 본다고 한다. 심지어 인성 교육 자격증을 가진 선생님이 가르치는 곳도 등장했다. 아이의 인성을 다른 사람에게 맡기는 것이다. 아이 하나를 키우기 위해서는 온 마을이 나서야 한다는데, 하물며 아이의 인성을 키우기 위해서는 우리 사회가 함께 건전한 인프라를 구축하고 지속적으로 실천해야 한다. 이처럼 힘든 아이의 인성을 부모가, 그것도 엄마가 교육해야 한다니 엄마들의 어깨가 너무 무겁다. 아이들은 엄마를 가장 편하게 생각한다. 엄마에게 불만도 쉽게 표출하고 그 무서운 사춘기도 엄마와 함께 견딘다. 막상 입시가 눈앞에 닥치면 인성보다는 공부가 우선순위가 된다. 이런 상황에서 엄마가 가장 인성 교육을 잘할 수 있다니 강사의 말이 야속하게 느껴질 수도 있다.

다른 나라의 중산층 기준과 우리나라의 인식을 비교해보면 그 실마리를 찾을 수 있다고 본다. 다음의 인용문을 살펴보자.

미국 공립학교가 제시한 '미국 중산층'은

· 자신의 주장이 떳떳할 것

· 사회적인 약자를 도울 것

· 부정과 불법에 저항할 것

· 그 외 테이블 위에 정기적으로 보는 비평지가 놓여 있는 사람
  을 뜻한다.

옥스퍼드대학이 제시한 '영국 중산층'은

· 페어플레이를 할 것

· 자신의 주장을 확실히 할 것

· 신념을 가질 것

· 나만의 독선을 지니지 말 것

· 약자를 두둔하고 강자에 대응할 것

· 불의, 불평, 불법에 의연하게 대처할 것 등의 조건을 만족하
  는 사람이다.

조르주 퐁피두 전 프랑스 대통령이 제시한 '프랑스 중산층'의 기준은

· 외국어를 하나 정도 구사하여 폭넓은 세계의 경험을 갖출 것

· 한 가지 분야 이상의 스포츠나 악기를 다룰 것

· 남들과 다른 맛을 낼 수 있는 별미 하나 정도는 만들어 손님
  접대를 할 줄 알 것

· 사회봉사 단체에 참여할 것

· 남의 아이를 내 아이처럼 꾸짖을 수 있을 것 등이다.

우리나라 중산층 기준(직장인 대상 설문 조사)

· 30평 이상 아파트 부채 없이 소유

· 월 급여 500만 원 이상

· 2,000cc급 이상 자동차 소유

· 현금 2억 원 이상 보유

· 1년에 한 차례 이상의 해외여행

(출처: 세계 각국 중산층의 기준)

　다른 나라에서는 자신의 신념과 행동을 중요하게 여기고, 인성
이 바탕이 되어야 한다. 그러나 우리나라는 한 가지 조건, 돈만 있
으면 다 충족된다. 이것을 중·고등학생들에게 제시하고 토론을
시켜보니 매우 재미있는 반응을 보였다. 우리는 중산층이 되기도
쉽고 한번 되면 꾸준히 노력하지 않아도 유지될 것 같은데, 다른
나라에서는 일단 중산층이 되기가 쉽지 않다는 것이다. 설령 중산
층이 되더라도 끊임없이 노력하고 실천해야 하는 것들이라고 아
이들은 지적했다. 덧붙여 다른 나라에서는 자신의 생각이 있어야
실천 가능한 것들이고, 우리나라는 남을 의식해서 보여주기 위해
만들어 놓은 조건들이라고 했다. 아이들이 날카롭고 정확하게 지

적해서 놀랐다.

우리나라에서는 자기만을 생각하는 반면 외국은 더 좋은 사회를 위해 함께 행동한다. 입시에서 인성을 보겠다고 하니 입시에 맞춘 일회성 인성을 가공해서 될 일이 아니다. 앞에서 어떤 조건을 갖춘 사람이 더 경쟁력이 있다고 생각하는가? 함께하고 싶은 사람은 누구인가? 그리고 개인으로 보나 국가로 보나 어느 쪽이 더 발전 가능성이 있다고 생각하는가? 굳이 다른 나라에 맞추어 보지 않더라도 내 아이가 가족과 함께 행복하게 자라길 모든 부모들은 간절히 바랄 것이다.

독해력이 학습력이다

독해력이란 '글을 읽고 이해하는 능력'이다. 엄마들은 독해력이라고 하면 영어부터 떠올린다. 영어는 읽는 것부터 문제고 읽었더라도 내용을 이해하기가 쉽지 않다고 생각한다. 아이가 고등학교 1학년 첫 모의고사를 보고 나면 엄마들은 충격에 빠진다. 시험을 본 아이들은 국어 시험을 보는데 시간이 모자랐다는 얘기를 하고, 심지어 지문을 읽었는데 무슨 말을 하는지 몰라서 문제를 못 풀었다고 한다. 그러면 엄마들은 영어도 아닌 국어를 왜 못 읽는지 이해할 수 없다고 어이없어 한다. 그제야 심각성을 알아도 독해력을 어떻게 올려야 할지 몰라 당황한다. 주변에서 책을 많이

공부를 잘하는 아이는 시험에 나올 문제만 공부하고,
공부를 못하는 아이는 찍어줘도 모른다고 흔히 말한다.
이것이 다 독해력과 관련이 있다.
독해력은 하루아침에 키워지지 않는다.

읽으라고 하지만 그럴 시간도 없고 방법도 너무 막연하다. 독해력을 기르는 방법으로 모든 전문가들이 책 읽기를 권하지만 어떻게 하라는 건지, 우리 아이의 문제를 해결해줄지 확신이 서지 않는다. 그래서 기출 문제집을 많이 풀면 되겠지 하는 막연한 생각을 한다. 지금까지 아이가 공부를 힘들어하고 학년이 올라갈수록 점점 더 공부를 힘들어한다면 1차적 원인은 독해력이 약해서다.

독해력은 중학교 국어 공부를 열심히 하고 성적이 좋다고 늘지 않는다. 국어책에 나오는 장르나 지문은 한정되어 있고(그것만으로는 읽기 양이 턱없이 부족하다) 글의 내용도 다양하지 않다. 더구나 독해력을 요구하는 만큼의 길이도 아니다. 문제집과 유사한 문제가 나오는 국어 시험 점수가 아이의 독해력과 비례한다고 볼 수 없다. 그런데 엄마들은 국어 점수만 좋으면 국어를 잘한다고 생각하고 모든 교과목에 영향을 미치는 독해력에는 별로 관심을 갖지 않는다.

　요즘 아이들은 독해력이 매우 떨어진다. 일단 긴 글 읽기를 어려워한다. 그 이유는 여러 가지가 있을 것이다. 일률적인 이유가 아니라 현장에서 아이들을 가르쳐보면 아이마다 다 다른 이유와 원인을 가지고 있다. 학교 성적과 무관한 경우도 많다. 공부 잘하는 법으로 유명한 조승연은 《공부의 기술》에서 아이들이 공부를 잘할 수 있는 밑바탕을 튼튼히 다지는 3가지 방법을 제시했는데 첫 번째로 독해력 향상을 꼽았다. 독해력이 안 되면 문제의 뜻을 이해하지 못한다고 했다. 엄마들도 당장 경험할 것이다. 아이가 4학년만 되어도 수학에서 문장형 문제를 이해하지 못해 식을 세우기 힘들어하는 벽에 부딪힌다. 두 번째로 추리력을 향상하라고 한다. 이것도 내용을 정확히 이해해야 가능한 것이다. 이 또한 독해력이 뒷받침되어야 할 수 있는 단계다. 세 번째로 자신의 답에 확신이 있어야 한다고 강조한다. 이것도 언뜻 보면 자신감과 관련 있는 것처럼 보이지만 이 또한 이해를 바탕으로 한 독해가 정확해야 가질 수 있는 태도다. 학년이 올라가서 많은 양의 공부를 소화해야 할 때는 더욱 더 독해력이 중요하다. 암기도 이해가 되어야 훨씬 잘되고 그래야 응용력도 생기는 것이다.

　독해가 안 되면 국어뿐만 아니라 영어, 수학, 사회 등 모든 과목에 결정적 영향을 끼친다. 요즘은 학생들이 스스로 독해를 하지 않고 학교 선생님, 학원 선생님이 독해를 해서 요약한 결과물을 제시해준다. 그걸로 공부를 하니 독해력은 더 떨어지게 된다.

　글을 정확하게 이해하기 위해서는 읽고 끝내선 안 된다. 먼저 글을 읽고 요약을 해야 한다. 초등학교 저학년에게는 1~2문단의 짧은 글을 주고 각 문단을 한 문장으로 요약하라고 한다. 이때 어휘도 문맥의 뜻에 따라 설명해보도록 한다. 중학생 이상은 신문을 가지고 요약을 한다.

　필자는 우연히 채석용의 《나를 성장시키는 독서법》을 읽고 소름이 돋았다. 이 책에서는 내가 독서를 시작하면서 해왔던 방법을 소개하고 있었다. 필자는 독서 지도를 하면서 아이들의 독해력이 가장 큰 문제라는 것을 발견했다. 독해력 문제는 하루아침에 해결되는 것도 아니고, 한두 번 설명을 듣고 해본다고 길러질 수 있는 능력이 아니다. 그래서 지속적인 훈련이 필요하다고 생각해 90년대 초반부터 독해력을 키우기 위해 노력해왔다. 이 책에 따르면 300~500쪽에 이르는 긴 내용의 글을 정확하게 이해하기 위해서는 먼저 짧은 글을 정확하게 읽는 훈련이 필요하다. 독해력 향상을 위해서 가장 좋은 방법은 신문 칼럼을 읽고 요약하는 훈련을 하는 것이다. 신문 칼럼을 한 문장으로 요약하는 훈련을 하면 긴 호흡으로 읽어야 하는 책 전체의 내용을 일목요연하게 구분지어 파악해나감으로써 맥락을 놓치지 않는 효과적인 독서를 할 수 있다.

각 문단별로 요약하는 것을 예시로 보여주고 마지막에 전체 주제를 요약하는 것까지 내가 한 것과 똑같은 방법이다. 여기서 끝내는 것이 아니라 글쓴이의 의견에 찬성하거나 반대하는 의견을 논거를 들어 쓰라는 것까지 내가 아이들에게 똑같이 해온 방법을 예시로 보여주고 있었다. 이 책을 읽으면서 그동안 해왔던 방법에 대한 무한한 신뢰와 아이들을 제대로 지도했다는 자부심으로 너무 기뻤다. 이 책에서 보여준 방법에 덧붙여 필자는 어휘력을 높이기 위해 모르는 단어와 핵심 단어를 찾아 문맥에 맞게 정리하도록 했다. 일반적으로 신문 사설을 가지고 하는데, 사설은 소재가 다양하지 않고 정치적이거나 일회성인 소재가 주를 이룬다. 글의 길이도 짧고 형식도 거의 비슷한 패턴이다. 그래서 완성도도 높고 소재도 다양한 칼럼으로 하는 것이 더 효과적이다. 중학교 때부터 고등학교 때까지 일주일에 2개 정도를 꾸준히 하면 수능 국어 읽기 부분(교과서 이외의 다양한 소재의 글이 제시된다)은 부담 없이 해결할 수 있다는 것을 오랜 경험을 통해 확인했다. 처음에는 힘들어하던 아이들도 보통 30장 정도를 꾸준히 하다 보면 속도도 빨라지고 정확해진다.

처음에는 정확하게 요약했는지 확인하는 것이 중요하다. 어느 정도 자신감이 붙으면 글쓴이가 궁극적으로 주장하는 것을 찾아 정리하는 연습을 추가했다. 궁극적 주장은 글 속에서 찾을 수도 있지만 글을 통해 유추해야 하는 경우가 많다. 이것까지 연습하면 유추와 추론 능력도 매우 좋아진다. 이렇게 지도한 것은 정말 잘한 것이라고 자부할 수 있다. 영어도 국어와 마찬가지로 수능을 기준으로 정리해보면 ① 핵심 내용 요약 ② 추론 ③ 글의 상황과 문맥 파악 ④ 글의 구조와 관련된 문제로 분류할 수 있다. 이와 같은 방법은 영어 독해력 향상에도 많은 도움이 된다.

공부를 쉽게 하고 잘하는 아이들은 중요한 것을 잘 파악하고, 정확하게 알고 핵심을 읽어내는 능력이 탁월하다. 이것이 독해력의 힘이다. 흔히 공부를 잘하는 아이는 시험에 나올 문제만 공부하고, 공부를 못하는 아이는 찍어줘도 모른다고 말한다. 이것은 다 독해력과 관련이 있다.

다시 한 번 강조하지만 독해력은 공부를 하는 데 가장 기본이 되는 핵심 능력이다. 그런데도 아이들은 읽기를 싫어하고 흥미 위주의 짧은 글과 시각적 감각에 노출되어 독해력이 매우 떨어진다. 더구나 사교육의 확산과 부모의 지속적인 개입은 아이들이 스스로 해낼 기회를 주지 않아 아이들의 독해력은 점점 더 떨어지게 된다. 독해력은 잘 정리된 것을 읽는다고 길러지는 것이 아니다. 반드시 스스로 읽고, 요약하고, 이해해야 한다. 많은 정보를 받아들이고 걸러내며 편집하는 능력도 독해력이 있어야 가능하다.

초 · 중학교 때 꾸준히 책을 읽은 아이는
고등학교에 가서도 시간이 없거나
다른 공부에 방해가 된다는 이유로 책을 못 읽는 일이 없다.
오히려 꾸준히 관심 분야나 필요한 책들을 읽으며
자신의 영역을 넓힐 수 있다.

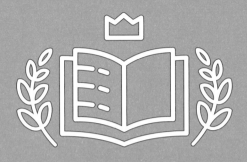

Chapter 5

10년 후 살아남기
12년 연계 독서와
학습법

초등 독서의 중요성과 방법

"남의 책을 많이 읽어라. 남이 고생하여 얻은 지식을 아주 쉽게 내 것으로 만들 수 있고, 그것으로 자기 발전을 이룰 수 있다."

– 소크라테스

"오늘의 나를 있게 한 것은 우리 마을 도서관이었고, 하버드 졸업장보다 소중한 것이 독서하는 습관이다."

– 빌 게이츠

독서를 '왜' 해야 하는지 소크라테스가 명확히 알려주고 있다.

초등학교 때 읽고 쓰고 말하기 훈련이 되어야 한다.
중·고등학교 때 독서 습관을 들이기는 더 어렵다.
꾸준한 독서로 독해력이 향상되면
공부도 쉬워진다.

빌 게이츠는 독서를 '어떻게' 해야 하는지를 강조하고 있다. 빌 게이츠는 독서 습관에 방점을 두었다. 늘 가까이 할 수 있는 도서관이 마을에 있었기에 늘 책을 함께할 수 있었다고 여러 번 강조했다. 그는 독서를 생활화하고 습관화한 것이다. 생존을 위해 평생 교육이 필요한 시대에 독서 습관을 가지고 있다면 소크라테스가 말한 자기발전을 평생 가져올 수 있으니 매우 적절한 표현이라고 생각한다. 지금도 엄청난 독서 마니아로 알려진 빌 게이츠가 매년 추천하는 도서는 우리나라에서도 화제가 되고 주목받는다.

지금은 평생 교육 시대라 독서의 중요성이 더욱 부각되고 있다.

듣기, 읽기, 말하기, 쓰기는 삶과 배움에서 가장 기본이 되는 중요한 능력이자 소통 도구다. 듣기와 읽기는 받아들이는 능력이고 말하기와 쓰기는 표현하는 능력이다. 이것들은 서로 유기적 관계를 가지고 있다. 이와 같은 능력은 책 읽기를 통해 기를 수 있다. 특히 초등학교는 독서 습관을 들이기에 가장 중요한 시기다. 이때 독서 습관이 들지 않으면 학년이 올라갈수록 힘들어진다. 초등학교 때 독서 습관이 들었더라도 계속해서 책을 읽지 않으면 금방 무너질 수 있다. 왜냐하면 같은 책을 반복해서 읽는 것이 아니고 점점 난이도는 올라가며 시기마다 다양한 독서를 해야 하기 때문이다. 그래도 초등학교 때 독서 습관이 잡혔고 읽기와 쓰기에 대한 거부감이 없다면 계속해서 쉽게 할 수 있다.

아이는 책을 읽기 전에 듣기부터 하게 된다. 외국어 공부를 할 때도 듣기부터 한다. 그래서 엄마는 아이가 글을 읽을 때까지 기다리는 것이 아니라 먼저 책을 읽어준다. 엄마가 책을 읽어주면 엄마와 아이의 소통 능력이 길러진다. 아이는 듣기 훈련도 하고, 정서적 안정감도 느끼게 된다. 그렇기 때문에 아이 입장에서 책을 읽어주어야 한다. 아이가 좀 기다려줄 것을 요구하면 기다려주면서 천천히 읽어야 한다. 아이들은 듣기도 하지만 그림도 집중해서 보기 때문에 책장을 빨리 넘기는 것을 원치 않는다. 또 다음 이야기가 궁금하거나 내용이나 그림이 싫은 느낌이 있으면 다 읽지 않아도 다음 장으로 넘어가려 한다. 심지어 책을 덮어버리는 경우도 있다. 특히 유아기에는 책을 읽어주는 게 매우 중요하지만 아이에 대한 세심한 관찰과 배려도 필요하다. 책은 되도록 매일 같은 시간에 읽어주는 것이 좋다. 그래야 아이의 뇌도 받아들일 준비가 되어 있는 상태에서 듣기 때문에 더 잘 집중할 수 있다. 이때는 집중 시간이 짧기 때문에 엄마 목표대로 욕심껏 읽어주기보다는 아이의 반응을 살피며 읽어줘야 한다.

학교에 입학하면 듣기 훈련은 매우 중요한 수업 태도가 된다. 듣기가 잘되어야 질문도 할 수 있다. 또한 매우 중요한 태도인 경청의 바탕이 된다. 유아기에 엄마와 책을 통한 듣기 훈련이 책 읽기의 첫째 단계다.

초등학교 때는 정확하고 바르게 읽는 습관이 중요하다. 바르게 읽기는 모든 읽기의 기본이자 학습의 기본이 되기 때문이다. 바르게 읽기가 되어야 유추와 추론도 하고, 나라면 어떻게 하겠는가? 하고 적용도 해볼 수 있기 때문이다. 이런 사고력이 바탕이 되어야 문제 해결력을 기르고 창의력도 키울 수 있다.

책을 읽고 토론하기는 정말 중요하다. 혼자 책을 읽고 끝내면 내용을 풍부하고 다양하게 이해하는 것에 한계가 있다. 토론은 논리적 사고력을 기르는 데도 좋다. 또한 자연스럽게 말하기 능력도 길러진다. 우리 교육은 듣기와 읽기에 치우쳐 있다. 그러므로 말하기 훈련은 책을 읽고 토론하기를 통해서 하면 매우 좋다. 선진국에서는 앞으로 말하기와 쓰기 능력이 더욱 중요해지고 리더의 조건이라며 매우 강조하고 있다. 공부를 잘해도 면접이나 토론에는 약한 아이들이 많다. 자기가 알고 있는 것도 상대방에게 전달하기 힘든데, 하물며 설득하는 것은 더 힘들다. 책을 읽고 책을 매개체로 토론하면 다양한 내용을 자신의 생각대로 논리적으로 말할 수 있게 된다. 말을 잘하는 것은 자신감에도 중요한 역할을 한다.

저학년 때는 책을 잘 읽다가 4학년이 되면 학습에 대한 부담감이 늘어나 책 읽기를 소홀히 하기 쉽다. 책은 제대로 꾸준히 읽어야 중·고등학교에 가서도 읽게 되므로 이 시기에 책 읽기를 소홀히 해선 안 된다. 이때는 책의 두께나 내용에 부담감을 갖는 아이들이 생긴다. 이런 아이들은 갑자기 어려운 책을 읽기보다는 저학년 때 읽던 것에서 난이도를 약간만 높인다. 특히 자기가 좋아하는 도서 종류부터 난이도를 높여가며 읽기에 적응해보는 것이 좋다. 이때 아이가 만화책을 주로 읽거나 읽었던 것만 계속 읽으려 한다면 책에 대한 부담감 때문에 그럴 수 있다. 만화책도 갑자기 끊을 필요는 없다. 그리고 저학년 때 읽던 책을 의도적으로 전부 치울 필요도 없다. 특히 아이가 좋아하는 책은 아이와 이야기를 해본 후에 정리하는 것이 좋다. 아이들은 다 아는 내용도 여러 번 반복해서 본다. 엄마 입장에서는 다 아는 내용을 마르고 닳도록 보지 말고 새로운 책을 읽기를 바라지만 아이들은 그렇지 않다. 매번 볼 때마다 다른 재미를 느끼고 그것은 추억이 된다.

초등학교 때는 독서 습관을 들이는 중요한 시기이다. 그런데 제대로 읽었나 하는 의구심 때문에 엄마가 사실 확인에 집중하면 아이는 책에 대한 흥미를 잃게 된다. 혹시라도 읽은 책의 내용을 미처 모를 때 엄마가 싫은 소리라도 하고 잘못을 지적하면 여러모로 좋지 않다. 그리고 책을 많이 읽으면 굳이 속독을 배우지 않아도 속도가 빨라지고 이해력도 좋아진다.

　초등학교 때부터 고등학교 때까지 꾸준히 독서를 해온 아이들은 학과 공부를 하면서도 일주일 안에 리처드 도킨스의 《이기적 유전자》를 다 읽은 후(472쪽짜리의 어렵고 딱딱한 책이다. 대부분이 끝까지 읽기 어렵다) 내용을 요약하고 자신의 생각까지 써왔다. 이런 독해력은 초등학교 때부터 꾸준히 독서를 해왔기 때문에 가능하다. 이렇게 읽어내는 아이와 앞부분만 조금 읽다 마는 아이의 독해력이나 이해력은 엄청난 차이가 난다. 공부할 시간도 부족하다고 아우성인 고등학교 때는 이렇게 주기적으로 책을 읽는 아이와 읽지 않는 아이의 차이가 더 심하게 벌어진다. 초등학교 때 책 읽는 습관을 기르는 것이 무엇보다 중요하다. 그리고 습관보다 더 중요한 것은 책 읽는 즐거움을 경험하는 것이다. 그래야 중ㆍ고등학교에 가서도 계속해서 책을 읽게 된다.

중 · 고등 독서의 목적과 방법

　중학생이 되어 학과 공부와 선행학습에 시간을 할애하다 보면 책 읽기는 뒷전으로 밀려난다. 그래서 수행평가나 독서 경시대회 때나 겨우 읽게 된다. 그마저도 책 읽기가 만만치 않고 시간도 없어서 대충 읽게 된다. 특히 고등학교에서 하는 교내 독서 경시대회 때 읽을 책은 중학교보다 난이도도 높고 시간 내서 읽기 부담스러울 정도로 두껍다. 그래서 읽는 아이들만 읽지 대부분은 안 읽고 만다. 아이들의 독서 수준은 초등학교 때보다 중학교 때 차이가 벌어지기 시작하고, 고등학교 때가 되면 책 읽는 학생은 소수에 불과하다.

중학교 때 책을 읽지 않으면 읽는 속도는 물론 이해력도 떨어진다.
그렇게 되면 고등학교 때 더 책을 읽지 못한다.
중·고등학교 때 책을 읽지 않으면 사고력 향상에는 한계가 있다.
책을 읽고 자신의 생각을 정리하는 것을 습관화하자.

2015년의 국민 독서 실태 조사에 따르면, 평소 책 읽기를 어렵게 하는 요인은 성인과 학생 모두 첫 번째는 '(일이나 학교·학원 때문에) 시간이 없어서'(성인 34.6%, 학생 31.8%)이고, 두 번째는 '책 읽기가 싫고 습관이 들지 않아서'(성인 23.2%, 학생 24.1%)이다. 또한 성인의 경우 '책을 읽을 만한 마음의 여유가 없어서'(12.9%), '다른 여가활동으로 시간이 없어서'(12.2%), 학생은 컴퓨터·인터넷·휴대폰·게임을 하느라 시간이 없어서(14.4%)등의 이유를 들었다.

이처럼 평소 책을 읽지 않는 이유가 시간이 없어서라고 답한 비율이 가장 높았는데, 이는 TV 시청이나 SNS를 하면서 보내는 시간이 상대적으로 많기 때문에 독서하는 시간이 적다고 보인다. 시간이 없어서라고 한 첫 번째 이유보다 책 읽기가 싫고 습관이 들지 않아서라는 두 번째 이유에 주목해야 한다. 책 읽기 습관이 들지 않다 보니 여가시간에 TV 시청과 인터넷 게임 같은 것을 선택하게 된다. 그러다 보면 책 읽기는 점점 힘들어지고 재미와 필요성도 못 느끼니 점점 더 읽지 않게 되는 것이다. 책 읽을 시간이 없다고 한 중·고등학생들도 책 읽기가 싫고 습관이 안 돼서 안 읽는 것을 간과하고 무조건 시간이 없어서 책을 못 읽는 거라고 단정하는 것은 문제가 있다. 학과 공부와 선행학습 때문에 책 읽을 시간이 없다고 속단해 버리면 중·고등학생이 책을 안 읽는 문제를 해결할 수 없다.

초등학생 독서의 중요성에서도 강조했지만 무엇보다 책 읽기는 습관이 중요하다. 읽기가 싫은 이유도 아이마다 다 다르기 때문에 우선적으로 이 문제를 해결해가면서 책 읽기를 시도해야 한다. 중·고등학생의 경우 책 읽기가 싫거나 습관이 안 된 이유는 책 읽을 필요성을 못 느끼거나, 관심 분야가 없기 때문이다. 읽어도 재미가 없거나, 무슨 내용인지 모르겠어서 책을 끝까지 읽지 못하는 경우도 많다. 이 문제를 아이 입장에서 듣고 그것을 해결하기 위한 노력을 해야 책 읽기가 지속될 수 있다.

중학교 교육과정도 바르게 읽기에 치중하면서 사고력을 기르는 것을 학습목표로 하고 있기 때문에(Chapter 4 '교과서를 읽혀라' 참조)

꾸준히 책을 읽어야 한다. 독해력을 기르기 위해서도 책 읽기는 중·고등학교 때 매우 중요하다. 고등학교 교육의 목적은 사고력에 치중되어 있다. 사고력을 기르기 위해서는 책을 꾸준히 읽어야 한다. 중학교 때 학기 초에 필독서 목록이 나오면 독서 계획을 세우는 것이 중요하다. 독서 계획은 구체적으로 세우는 것이 좋다. 주말을 이용하여 시간을 정해놓고 책을 읽는다. 읽을 책을 학기별로 정해놓는다. 방학 때는 별도의 계획을 세운다. 방학 때는 평소에 읽기가 부담스럽거나 관심 분야와 관련된 책을 읽으면 좋다. 책을 읽은 후에는 중요한 내용을 정리하고 내 생각과 책이 나에게 끼친 영향 등을 정리한다. 이때 내가 특히 깊이 알고 싶고 관심이 가는 분야의 독서는 더 깊이 있게 한다. 독서와 관련된 학교 행사에도 적극적으로 참여한다. 그러면 책을 좀 더 정교하게 읽고, 글 쓰는 훈련을 하는 계기도 된다. 무엇보다 책에 대한 관심을 놓지 않는 것이 중요하다. 이때 책을 꾸준히 읽지 않으면 읽는 속도는 물론 이해력도 떨어지게 된다. 그렇게 되면 고등학생이 되어서는 더 읽지 못하게 된다.

고등학교 1학년 때는 다양한 독서를 하면서 진로를 탐색해보고, 진로가 정해지면 2학년부터는 진로와 관련된 책을 깊이 있게 읽으면 좋다. 학생부에 기록한 책은 특히 자세히 읽고 정리해두어야 한다. 읽은 책을 쭉 나열하는 것이 아니라 앞에서 읽었던 책과 관련하여 다음 책을 선택한 이유 등 연계성을 갖는 것이 좋다. 역사,

사회, 생활과 윤리, 도덕과 같은 교과 수업시간에 제목만 소개된 책을 읽어보는 것도 좋은 방법이다 학과 공부를 좀 더 깊이 있게 능동적, 주체적으로 공부하는 태도이고 과목을 이해하는 데도 많은 도움이 된다.

책 읽기에서 시를 도외시하는 경우가 많다 시를 어려워한다면 여유를 가지고 매일 한 편씩 읽는 것이 좋다. 요즘 아이들은 상징과 은유를 통해 정서를 표현한 시를 어려워한다. 시를 읽을 때는 수업시간에 공부하듯이(선생님 설명을 들으며) 한 행, 한 행 읽으며 내용(의미)을 파악하려고 하지 말자. 처음부터 끝까지 쭉 한 번에 읽어 본다. 그런 다음 작가가 전달하려는 메시지(주제)를 먼저 파악한다. 주제가 파악이 되면 주제를 나타내기 위해 동원된 소재는 무엇인지 파악하고, 소재를 어떻게 표현했는지(은유, 상징 등) 살펴본다. 마지막으로 시적 정서가 중요하기 때문에 정서를 어떻게 표현했는지 살펴본다. 이런 과정으로 읽고 난 후에 내가 시인이라면 주제를 어떻게 표현할지 생각해본다. 예를 들어 주제가 '어머니의 사랑'이라고 하자. 시인이 은유와 상징을 통해 어머니의 희생하는 모습을 표현하여 그 속에 담긴 어머니의 사랑을 전달하려고 했다면, 나는 어머니의 희생으로 어머니의 사랑을 표현할 것인지, 아니면 어머니의 사랑은 조건 없이 무한한 것이라고 표현할 것인지 생각해보는 것이다. 내가 말하고자 하는 주제에 따라 적절한 소재를 선택하고 그 소재에 맞는 표현법을 사용하는 것이다. 이와 같이 내가 글쓴이가 되어 시를 읽으면 훨씬 이해가 잘된다.

소설을 읽을 때도 마찬가지다. 주인공의 입장이 되어 보거나 나라면 어떻게 했을까? 작가는 무엇을 이야기하려고 하는가? 당시 사회적 배경과 상황을 찾아 연결 지어 본다. 등장인물의 성격과 갈등 관계를 살피며 읽는다.

여기에서 설명한 시 읽기와 소설 읽기는 시와 소설의 특징과 요소를 기준을 살려서 읽는 방법이다. 그러면서 나의 느낌과 생각을 자연스럽게 살펴볼 수 있다.

이렇게 시와 소설을 읽는 방법은 고등학교 때뿐만 아니라 중학교 때부터 하면 매우 좋다.

이런 기준을 가지고 읽다 보면 다른 시를 이해하는 데도 많은 도움이 된다.

나만의 공부법 찾기

서점에 가면 공부법에 관한 책이 엄청나게 많다. 부모는 아이에게 책을 사주면서 읽어보고 따라 해보라고 하지만 아이들은 딱히 관심을 보이지 않는다. 시중에 나와 있는 이런 책들을 읽어보면 대부분 공부를 하게 된 계기나 동기를 소개하고, 그래서 이렇게 공부했다(방법)고 말하고 있다. 즉 '왜'와 '어떻게'에 치중되어 있다. 부모들은 《공부가 가장 쉬웠어요》, 《공부는 나에 대한 예의다》 등과 같은 책 제목만 봐도 공감이 되지만 아이들은 '무슨 소리 하는 거야?' 하며 제목에서부터 말도 안 된다는 반응을 보인다. 다시 말해 그들이 스스로 공부를 하게 된 동기나 처지가 내 아이와는 확

수없이 많은 공부법들의 주인공과
내 아이는 환경이나 공부 동기가 확연히 다르다.
자기주도학습을 할 수 있는 요소들을 점검하고 목표→계획→실행→피드백
과정이 선순환되도록 자신만의 방법을 찾아야 한다.

연히 다르다는 것이다. 그들은 동기 부여가 되었기에 절실하게 자신에게 맞는 방법을 찾고 실행했다.

축구 선수 박지성의 초등학교 때 일기가 TV에 소개된 적이 있다. 그는 자신의 발이 평발이라 축구하기에 불리하다고 생각했고, 실력을 인정받고 있는 것도 아니었다고 한다. 그래서 더 잘하기 위해 평소에 연습하면서, 또는 시합이 있는 날에는 그날 경기를 바둑 기사들처럼 복기하고 나름대로 분석해서 일기를 썼다. 일기에 그려 넣은 그림은 전문가가 봐도 놀랍다고 했다. '역시 대단했구나!' 하는 감탄사가 나왔다. 박지성 선수의 축구에 대한 열정

과 일기에는 공부의 기본 원리가 모두 다 적용되어 있었다. 이처럼 동기가 남달라야 실행력도 뛰어나다.

　중학교 1학년 때는 자유학기제를 시행한다. 학과 시험에 대한 부담을 덜어주고, 많은 체험을 해보고, 멘토도 찾아보고, 롤 모델도 찾아보는 활동 등을 하며 자신의 적성과 진로에 대해 탐색해보는 것이다. 물론 쉽지는 않다. 진로가 그 시기에 딱 결정되는 것은 아니지만 학과 공부보다 우선해서 기회를 갖고 생각할 수 있는 계기를 만들어주는 것이다. 이때 부모도 아이의 활동에 관심을 가지고 아이의 의사를 존중하며, 무엇보다 아이와 소통해야 한다. 공부방법에 대해서도 조언해줄 수 있지만 지금 시대에 한 가지 방법만 강요하는 것은 맞지 않다. 부모는 학력고사 세대이거나 수능 초창기 세대라 지금 입시와는 아주 다른 입시를 겪었다. '공부가 다 똑같지 뭐가 달라?' 하고 생각할 수 있겠지만 아이가 공부해야 하는 동기부터가 부모와는 다르다. 그래서 태도도 다르고 내가 해야겠다는 생각보다 '선생님이나 누가 해주겠지. 나는 하라는 것만 해도 잘하는 거야'라고 생각하는 수동적인 아이들이 많다. 부모는 "왜 너는 공부를 알아서 못하니?"라고 말하지만 아이들은 잔소리쯤으로 생각하고 넘겨버린다.

　공부를 스스로 계획하고 꾸준히 하기 위해서는 우선 나만의 확실한 동기가 필요하고, 자기주도학습이 되어야 한다. 수많은 공부법도 궁극적으로는 자기주도학습으로 귀결된다. 자기주도학습이 되기 위한 5가지 영역에 대해 살펴보자.

첫째, 꿈과 목표가 설정되어야 한다. 부모가 정해주거나 주입한 꿈과 목표가 아니라 아이가 정하고 하고 싶은 것이어야 한다. 아이들을 지도하다 보면 이 부분이 가장 어렵다. 도통 하고 싶은 것도 없고, 꿈도 없고, 아무 생각이 없다는 아이들이 대부분이다. 더구나 부모에게 내 꿈을 말해봤자 소용없다고 생각하는 아이들도 많다. 꿈과 목표를 설정하면 그것으로 끝이 아니라 그 목표를 관리해야 한다. 꿈만 정해놓고 공부만 열심히 하면 되겠지 하는 아이들이 대부분이다. 목표 관리에는 그에 따른 공부 계획과 실행이 중요하다. 그래서 대학 입시에서도 꿈을 위해 무엇을 했는지 실행력을 보여주어야 한다. 이것은 대학 입시뿐 아니라 삶의 바탕이 되는 것이다.

둘째, 공부 지식 축적이다. 요즘 아이들은 시험을 보기 위해서 공부하고 시험이 끝나면 다 잊어버린다. 공부 지식을 축적하기 위해서는 우선 이해가 되어야 하고 설명할 수 있어야 한다. 공부한 지식을 축적하기 위해서는 몰입도, 예·복습 습관, 철저한 시험 지식 같은 것이 뒷받침되어야 한다.

셋째, 공부 기술 습득이다. 조승연의 《공부 기술》이라는 책도 있듯이 공부에도 기술이 필요하다. 공부 기술에는 세부적으로 핵심 파악 능력(개념 포함), 취약 부분 해결책, 시험 기술, 노트 필기 기술 등이 있다. 요즘 아이들은 이 부분도 약하다. 핵심 파악 능력도 부족하고 특히 취약 부분 해결 능력이 떨어진다. 자신이 무엇에 약하고 무엇을 모르는지 잘 모르기 때문에 이 부분을 해결하지 않고 그냥 넘어가니 기초가 약한 것이다. 개념을 정확하게 모르니 다음 공부를 하는 것도 힘들고, 매번 생소하게 느껴져 응용문제는 아예 손을 놓고 있는 것이다. 노트 필기 기술에서는 자신이 공부한 것을 단권화해서 정리해야 하는데, 요즘 아이들은 아예 필기를 하지 않으려고 한다. 핵심 파악이 안 되고 단권으로 정리하는 것을 매우 어려워한다.

넷째, 공부 감성 관리이다. 공부 감성은 매우 중요한데 요즘 아이들이 더더욱 약하기 때문에 Chapter 5 '공부 감성 높이기'에서 자세히 설명했다. 공부 감성에는 공부 의지도, 공부 희열도(기쁨, 흥미), 시험 대응도(시험에 임하는 준비·자세와 태도), 공부 미래 확신도 같은 요소가 작용한다. 특히 공부 감성은 서로 유기적으로 연결되어 있고 공부를 지속적으로 할 수 있는 견인차 역할을 한다.

다섯째, 공부 습관 관리다. 습관은 공부뿐만 아니라 평생을 살아가면서 우리 삶을 좌우하는 매우 중요한 요소이다. 습관 관리는 공부에만 한정할 수 있는 요소가 아니다. 자기계발서에서도 시간 관리, 역경 관리, 건강 관리를 필수 요소로 꼽는다. 공부 습관도 마찬가지다. 시간 관리가 매우 중요하다. 그래서 계획을 짜고 스케줄도 관리하는 습관을 갖는 것이다. 시간 관리를 위해 계획을 짤 때는 실행 여부를 반드시 피드백해야 한다. 아이들에게 역경 관리가 왜 필요하냐고 생각할 수도 있지만 그렇지 않다. 주변의 많은 유혹과 친구 관계에서 오는 스트레스, 불안감, 유혹에 흔들리는 나약함 등 수많은 갈등 상황에 따른 역경이 있다. 그 역경을 극복하는 방법이 필요하다. 특히 미디어는 부모와 자녀가 갈등하는 가장 민감한 문제다. 미디어는 어려서부터 많이 노출하지 않는 것이 좋다. 운동을 좋아하는 아이라면 운동을 시켜 관심을 돌리게 할 수 있다는 연구도 있다. 아이가 좋아하는 다른 취미 활동을 허용하는 방법도 좋겠다.

자신만의 공부법을 찾기 위해서는 공부 성향도 파악해야 한다. 성향에 따라 읽기형과 쓰기형으로 나눌 수 있다. 장단점이 있으니 아이의 특성을 인정하면서 과목의 특성을 살려 공부하게 하는 것이 바람직하다. 또한 예습과 복습 중에서 어떤 것에 비중을 두어야 한다기보다 아이의 학습 상태나 상황에 따라 다르다. 한동안 아침형 인간에 대한 책이 나오고 부지런함을 강조할 때는 다들 아침형 인간을 선호했다. 아침형 인간과 저녁형 인간은 성향이 다르다. 요즘 아이들은 저녁형이 많은 듯하다. 공부가 잘되는 장소로는 독서실, 집, 심지어 요즘은 카페를 선호하기도 한다. 부모 입장에서는 이해가 안 될 수도 있다.

위의 요소들을 점검하고 목표 → 계획 → 실행 → 피드백 과정을 선순환적으로 계속하면서 자신만의 공부방법을 찾는 것이 매우 중요하다. 그래야 자기주도학습으로 나아갈 수 있다.

변화하는 입시제도에도
흔들리지 않는 공부력

"선생님, 우리 애는 열심히 공부하는데 성적이 안 나와요. 왜 그런 거지요?"

"글쎄요. 지금 당장 말씀드릴 수는 없고요. 학생을 만나보고, 공부하는 것도 봐야 원인을 알 수 있을 것 같은데요."

상담 온 엄마들은 자기 생각을 이야기하며 당장의 원인과 해결책을 요구한다. 공부를 좌우하는 요소는 너무 많고 각자 상황에 따라 매우 다른데 당장 해결책을 알고 싶어 한다. 해결책을 쉽게 찾았다 해도 원인을 수긍하기 힘들고, 새로운 공부방법을 꾸준히 실행하는 것은 더 힘들어하면서도 해결책을 제시하라고 한다.

입시제도는 계속해서 바뀌지만 변화하는 시대에
필요한 능력을 갖추고 있는가 하는 방향으로 나아갈 것이다.
암기 위주의 시험은 지양하고 고도의 정신적 능력을 측정함으로써
교육의 질적 수준을 높이려는 목적으로 나아갈 것이다.

"선생님, 우리 애가 초등학교 6학년인데 무슨 책을 읽어야 하나요? 도서 목록 좀 주세요."라고 말하는 것과 다르지 않다. 도서 목록이 없어서 책을 못 읽는 게 아니지 않는가.

공부는 한자로 '工夫'라고 씁니다. '工'은 천과 지(地)를 연결하는 뜻이라고 합니다. 그리고 '夫'은 천과 지(地)를 연결하는 주체가 사람(人)이라는 뜻입니다. 공부란 천지를 사람이 연결하는 것입니다. (중략) 공부란 세계와 나 자신에 대한 공부입니다. 자연, 사회, 역사를 알아야 하고 나 자신을 알아야 합니다. 공부란 세계에 대

한 올바른 인식을 키우는 것입니다. 세계인식과 자기 성찰이 공부입니다.

옛날에는 공부를 구도(求道)라고 했습니다. 그리고 구도에는 반드시 고행이 전제됩니다. 그 고행의 총화가 공부입니다. 공부는 고생 그 자체입니다. 고생하면 세상을 잘 알게 됩니다. 철도 듭니다. 이처럼 고행이 공부가 되기도 하고, 방황과 고뇌가 성찰과 각성이 되기도 합니다. 공부 아닌 것이 없고 공부하지 않는 생명이 없습니다. 달팽이도 공부합니다. 지난여름 폭풍 속에서 세찬 비바람 견디며 열심히 세계를 인식하고 자신을 깨달았을 것입니다. 공부는 모든 살아 있는 생명의 존재 형식입니다.

(신영복, 《담론》, p.18)

이 대목을 길게 인용한 이유는 공부의 본질과 입시제도에서 요구하는 공부력을 살펴보면 어떻게 공부력을 길러야 하는지, 방법을 찾을 수 있기 때문이다. 공부는 살아가기 위해서 해야 하고, 살아 있는 동안 끊임없이 해야 하는 것이다.

학력고사 시절에는 전국의 학생들이 똑같이 국정 교과서를 배웠다. 시험 문제도 교과서를 벗어나지 않았기 때문에 암기 위주로 공부하면 높은 점수를 받을 수 있었다. 1994년도에는 학력고사가 폐지되고 지금까지 치러지고 있는 수능(대학수학능력시험)으로 바뀌었다. 그 후 입시전형은 영향력이 줄어든 논술과 해마다 비중이 증가하는 수시(학생부종합전형)로 다양하게 변화했다. 대학수학능력시험은 고등학교 3년간의 학업 성취만을 측정하는 것이 아니라 대학 교육에 필요한 학업 능력과 사고력, 학업 적성을 평가하기 위한 것이다. 암기 위주의 시험을 지양하고, 고도의 정신적 능력을 측정함으로써 중등 교육의 질적 수준을 높이려는 것이 목적이다. 한국교육과정평가원에서는 대학 교육에 필요한 수학능력 측정으로 고등학교 교육과정의 내용과 수준에 맞는 출제로 고등학교 학교 교육의 정상화에 기여하고 각 교과별로 평가하는 것과는 달리 통합교과적인 출제를 지향한다는 점에서 특정 교과별 시험과는 다르다고 밝히고 있다. 평가원의 출제 방향을 살펴보면, 국어 영역은 대학 교육을 충분히 소화할 수 있는 고차적인 언어사용 능력을 측정하며 일반적인 교양서적 및 전문서적의 해독 능력, 비판적 사고력, 학문적 토론에 대처할 수 있는 능력 등을 주요 평가 내용으로 한다. 다양한 분야의 글에 대한 사실적, 추론적, 비판적 이해 능력과 적용, 창의 능력을 측정할 수 있도록 출제한다고 밝히고 있다.

　논술 시험은 표현력, 창의력 등을 평가하기 위해 교과목에 구애받지 않는 주제를 선정하여 대학 교육을 성공적으로 수행하기 위해 대학생으로서 필요한 사물에 대한 문제의식, 논리적 설명 능력, 적절한 비판 능력 등 통합적 사고 능력을 평가하기 위한 것이다. 학생부종합전형은 학생부 기록과 함께 자기소개서, 면접, 추천서 등 학교마다 다양한 방법으로 선발하는 것이다. 이 전형의 목적은 학생을 선발할 때 수능, 논술 등 일회성 시험을 통한 정량적 평가보다는 고등학교 3년 동안의 교과 성적뿐만 아니라 비교과 활동 전반의 성취와 다양한 활동을 바탕으로 선발하는 것이다. 이때 결과물도 중요하지만 대학에서 자신의 전공과 관련하여 열정을 가지고 공부할 가능성이 높은지를 본다. 특히 인성과 관련된 사항이 중요한 요소로 작용한다.

입시제도가 계속 변한다고 해도 다시 교과서 위주의 암기 시험으로 돌아갈 리는 없다. 변화하는 시대에 필요한 능력을 갖추고 있는가 하는 방향으로 바뀌어나갈 것이다. 앞에서 입시제도에 대해 살펴보았듯이 공부는 살아가기 위한 존재 형식이고 그것의 과정으로 입시는 대학 교육을 받을 수 있는 소양을 검증하는 것이다. 대학 교육을 받기 위해서는 표현력과 고차적 언어 사용 능력, 추론적, 비판적, 사고력이 필요하고 적용하고 창의할 수 있는 통합적 능력이 필요하다. 이런 능력들은 주입식 교육이나 억지로 일회성으로 한다고 키워지는 것이 아니다. 공부는 일정 기간에만 이루어지는 것도 아니고 '살아가는 것'이라고 했으니 평생 동안 행해야 하는 것이다. 《담론》에서 공부는 '구도'이며 '고행'의 총화라고 밝혔듯이 저절로 되는 것이 아니다. 대학 입시에서 측정하고자 하는 능력도 단기간에 이루어지는 능력이 아니다.

점점 이러한 능력은 더 강조될 것이고 4차 산업 시대에는 창의력과 상상력, 문제를 발견하고 해결하는 능력까지 요구한다. 1994년 이래 여러 번 입시제도가 바뀐 것 같아도 방식만 바꿨을 뿐 요구되는 능력은 한결같았다. 앞으로도 입시제도는 계속해서 바뀌겠지만 입시에서는 계속해서 이런 능력을 검증하려고 할 것이다. 아이가 공부력(언어 사용능력, 사실적, 추론적, 비판적 능력과 적용, 창의능력, 문제해결력)으로 무장되어 있다면 어떠한 입시제도에도 흔들림 없이 잘할 수 있을 것이다. 벼락치기나 다른 사람이 정리해준 것만 암기하는 태도와 습관으로는 절대 해결할 수 있는 문제가 아니다.

고등학교까지 이어지는 독서

창의와 융합, 학생부종합전형을 중시하는 대입 전형의 변화에 맞추어 요즘 아이들의 독서 방식도 변하고 있다. 책을 많이 읽는 양적 독서보다 질적 독서가 인기를 끌고 있다. 그래서 다독보다는 '맞춤형 독서'를 질적 독서법이라고 소개하는 기사도 종종 본다. 맞춤형 독서라고 하면서 초등학교 때부터 역사, 과학, 지리 등 교과 연계 도서를 읽으면 독서를 다한 것처럼 소개하는 전문가들도 있다. 진로 결정에 대한 압박이 초·중학생까지 내려오면서 학생들은 독서도 전략적으로 하길 원한다. 정작 학교에서는 권장 도서 목록만 주고 독후감 쓰기 같은 결과에 대한 평가만 하는 실정 아무리 입시 제도와 교과 과정이 변해도 독서는 공부의 기본이다.
책 읽기가 습관이 되면 이해력은 더 좋아져 선순환의 효과로 이어진다.
초등학교 때까지 책을 읽고 중·고등학교 때 소홀히 하면서
독서 효과를 기대하는 것은 무리다.

이다. 그것도 개개인에 맞춘 것은 찾아볼 수 없고, 12년간의 연계
성이나 지침, 기준이 없어서 엄마들은 더 혼란스러울 수밖에 없
다. 더구나 당장 효과가 나타나는 것도 아니다. 독서를 하면 좋지
만 학과 공부에 대한 부담 때문에 계속 미루게 되니 이런 방법들
에 흔들리게 되는 것이다.

20년 이상 초·중·고 학생을 가르치면서 변화하는 입시제도를
경험해보니, 전국 국어교사모임 독서교육분과의 송승훈(경기 광동
고) 선생님이 한 말에 전적으로 동의하게 된다. 선생님은 "아무리
입시제도와 교과 과정이 변해도 독서는 공부의 기본"이라고 했다.

"어떤 과목의 지식이든 지문을 이해하고 추론하는 과정을 거쳐야 내 것이 되므로 독서의 중요성은 아무리 강조해도 지나치지 않는다."며 독서의 중요성을 강조했다.

야구 선수가 타격법을 바꾸겠다고 생각하고 '그래, 이렇게 하면 돼.' 하고 머릿속으로 인식한다고 해서 경기에서 바로 그런 자세와 행동이 바로 나올 수 있을까? 바뀐 타격법으로 계속 반복해서 체화하고 실제 경기에서 계속해서 실행해야 자기 것이 된다. 그런데 고도의 사고력과 추론을 요구하는 공부를 그런 반복된 사고 과정 없이 단숨에 될 것이라고 생각하고 트렌드 독서법을 따른다면 좋은 결과를 기대하기 어렵다. 편협한 독서를 하면서, 마음에 드는 책을 몇 권 골라서 읽으면서 독서 효과를 기대하는 것은 무리다. 독서를 통해 공부에 대한 능력과 기초력을 기르고 싶다면 꾸준히 독서를 해야 한다.

전문가들은 당장 입시를 치르는 고등학교 3학년이 아니라면 더 넓고 멀리 보고 책을 읽어야 한다고 조언한다. 이화여대 국어교육과 서혁 교수는 "인공지능이 인간의 삶 깊숙이 침투하는 시대에는 다양한 정보로 새로운 지식을 만드는 창의력이 중요해질 것"이라며 "아무리 아이큐가 높아도 많이 읽고 고민하고 생각하는 자의 창의적인 아이디어를 따라갈 수 없다."고 말했다. 창의력은 특별한 '능력'이 아니며 '연습'을 통해 기를 수 있다는 것이다. 서 교수는 "헬스장에서 근육을 단련하는 것처럼 독서를 통해 두뇌 근육을 발달시키면 이것이 누적돼 시공간을 초월한 사고력이 길러진다.”
고 강조했다(「중앙일보」 2017. 2. 28. 윤혜연 기자).

독서가 두뇌 근육을 키우는 데 가장 적합한 것이라면 꾸준히 길러야 한다. 벼락치기로 집중적으로 운동을 한다고 근육이 생길까? 그렇진 않다. 그런데 책 읽기를 꾸준히 하는 것은 운동으로 근육을 만드는 것보다 더 쉽다. 일정 기간 꾸준히 책을 읽으면 이해력이 높아져 어렵거나 전에는 관심도 없던 책을 쉽게 읽을 수 있게 된다. 책 읽기가 습관이 되면 가속도가 붙어 더 많은 책을 읽게 된다. 이해력은 더 좋아져 계속해서 선순환의 효과가 이어지게 된다. 그래서 초·중학교 때 꾸준히 책을 읽은 아이는 고등학교에 가서도 시간이 없거나 다른 공부에 방해가 된다는 이유로 책을 못 읽는 일이 없다. 오히려 꾸준히 관심 분야나 필요한 책들을 읽으며 자신의 영역을 넓힐 수 있다. 그러니 고등학교 3년 동안 책을 안 읽는 아이들과의 격차는 더 벌어진다.

중학생들에게 조너던 스위프트의 《걸리버 여행기》를 읽자고 하면 너무 시시하다고, 다 아는 내용이라고 한다. 생생하게 영화로 본 아이들도 많고, 초등학교 때 안 읽어본 아이들은 거의 없다. 더구나 읽지 않아도 무슨 내용인지 다들 알고 있다. 그러니 다시 읽자고 하면 아예 관심을 두지 않는다. 표지에 ‘무삭제본’이라고 쓰여 있는 두툼한 책을 보여주며 이 책을 읽어보자고 하면, 아이들은 의아해하면서 약간의 호기심을 보인다. 자기들 나름대로의 ‘무삭제'를 상상하며, "왜 무삭제로 읽어요?" 심지어 "그래도 돼요?" 하고 킥킥 웃는 아이들도 있다. "너희 걸리버 이야기 안 읽어봤지?" 하고 물으면 "에이, 다 알아요. 거인국, 소인국 이야기잖아요." 한다. 아이들이 아는 내용을 실컷 말하도록 기다려준 후에 "근데 책에는 3부 날아다니는 섬과 4부 말의 나라가 더 있어. 그래서 읽자고 하는 거야."라고 말하면 관심을 보이기 시작한다.

아이들은 소인국에서 달걀을 위쪽으로 깨느냐 아래쪽으로 깨느냐로 전쟁이 벌어졌다는 것에 놀랐고, 이 책이 인간의 어리석음을 풍자한 소설이라는 것에 놀라워했다. 초등학교 때는 미처 몰랐던 사실들을 발견하면서 자신들의 생각이 깊어진 것에 스스로 대견해한다.

3부의 '라퓨타'라는 날아다니는 섬에는 골똘히 생각만 하고 사는 인간들이 있다. 그들은 음악과 기하학적인 수학에만 골몰한다. 온갖 어처구니없어 보이는 연구들만 하고 산다.

4부에서 걸리버는 휘이넘이라는 말의 나라에 가게 된다. 인간은 '야후'라고 불리는데 더없이 추악하고 더럽고 포악한 동물로 묘사되어 있다. 인간을 동족과 다른 생물에게 잔인한 짓을 하는 동물로 묘사함으로써 우리 인간이 이성적인 주체로서 살아가는 방법을 생각하게 한다.

여기까지 읽고 나면 아이들은 스스로 알게 된다. 책을 자기 수준에서만 편협하게 이해했다는 것을 말이다. 그러면서 왜 고전을 읽어야 하는지 알게 된다. 책을 좀 많이 읽은 아이들은 17세기 영국 사회를 풍자한 이 소설과 오늘날 우리 사회를 견주기도 한다. 라퓨타의 이상한 나라에서는 이상함이 정상으로 보이며 실생활에 접목시키지 못한 학문의 폐해와 몇몇 과학자들이 전통을 거부하며 세상을 피폐하게 만들어가는 모습이 오늘날 우리 사회에서 어떤 모습으로 나타나고 있는지 예리하게 찾아낸다.

고등학생들은 럭낵의 죽지 않는 사람들을 통해 현대 과학이 추구하는 인간의 수명 연장에 대한 생각도 해본다. 《걸리버 여행기》는 단지 수명을 늘린다고 행복지수가 올라가지 않는다는 것을 적나라하게 보여주고 있다. 오래사는 것이 축복이 아니라 재앙이라고 하면서도 버리지 못하는 인간의 끝없는 욕심과 집착을 풍자하고 있다는 것에 대해서도 토론이 가능하다. 말의 나라에서 그려진 인간의 추악하고 탐욕스러운 모습이 오늘날에는 어떻게 나타나고 있는가 하는 토론은 풍자 소설을 충분히 이해하는 고등학생들에게 적절하다.

아이들은 《걸리버 여행기》를 읽고 나서 초등학교 때 읽은 걸로 이 책을 읽었다고 말하면 안 되겠다고 이구동성으로 말했다. 그만큼 아이들의 생각이 깊어졌기에 가능한 일이다. 같은 책을 읽으면서도 아이들이 생각할 수 있는 사고의 폭이 이렇게 다르다. 다시 한 번 강조하지만 독서를 꾸준히 하면 공부의 가장 중요한 요소인 이해력이 높아지고 그 이해력이 바탕이 되어 읽는 가속도가 붙기 때문에 결코 책 읽을 시간이 없다고 여기지 않는다.

자신의 관심 분야를 찾고 확장하기

"우리 영수는 하고 싶다는 것이 없어서 큰일이에요."

"우리 미나는 무슨 헤어 디자이너가 되겠다고 공부도 안 하고 머리만 한 시간씩 만지다 맨날 학교에 늦어요."

"그래도 하고 싶다는 게 있다니 그게 어디에요. 요즘은 적성에 맞는 거 시키라고 하잖아요."

"적성도 적성 나름이지, 머리 때문에 잔소리 들으니까 괜히 하는 소리지. 영수 엄마 같으면 밀어주겠어요? 괜히 공부하기 싫으니까 그러는 거지요."

"아무튼 왜 우리 애는 꿈이 없는지. 그럼 공부나 열심히 하든지."

부모 세대와 요즘 아이들은 그 어느 때보다 감정과 가치관에서
현격한 세대 차이가 나타난다. 부모가 아이의 꿈을 찾아주고
진로를 정해주기가 쉽지 않고, 아이들도 잘 받아들이지 않는다.
아이가 자신의 적성을 찾도록 도와주고 기다려 주어야 한다.

엄마들은 엄마 마음에도 들고 사회에서 누구나 인정해주는 꿈을 아이들 스스로 찾기를 바란다. 아이들 입장에서 보면 그게 쉽고 만만한 일이 아니다. 매일 쳇바퀴 돌 듯 똑같은 일상을 살고 있다. 심지어 휴가도 엄마 아빠가 정한 장소에 따라가고 가서도 전과 별반 다를 것이 없다.

중학교 1학년이 되면 학교에서는 자유학기제를 정해놓고 자신의 꿈을 찾으라고 한다. 적성 검사도 하고, 체험학습이나 롤 모델 강의도 듣는다. 하지만 아무런 준비 없이 그것도 기간을 정해놓고 천편일률적으로 학교에서 진행하다 보니 흥미도 못 느끼고, 꿈

을 찾는 게 어렵기만 하다. 그러다 2학년이 되면 학교도 흐지부지 해진다. 이제는 각자 알아서 꿈을 찾으라고 한다. 이제 시험과 선행학습에 몰입하게 된다. 고등학교에 진학하면 '그동안 꿈도 찾고 열심히 노력했지? 이제 생활기록부에 기록해봐.' 하고 아이들을 내몬다. 아이들은 내가 무얼 해야 행복한지 알 수가 없다. 그 와중에 꿈을 가진 아이들은 뭔가 달라 보일 수밖에 없다.

어른들도 매일 반복되는 일상 속에서 자신을 돌아보며 원하는 삶을 살기가 쉽지 않다. 그러면서 삶에 얽매이다 보니 어쩔 수 없다고 변명하는데, 하물며 **세상에 대한 경험도 부족하고 아직 본격적으로 공부도 해보지 못한 애들이 알아서 자신이 하고 싶은 것을 척척 찾고 그것이 엄마 마음에 쏙 들기란 여간 어려운 일이 아니다.** 거기에다 엄마와 아이의 세대 차이도 많이 나고 가치관도 너무 달라서 서로의 꿈을 맞추어나가는 것이 더 힘들다.

세대 차이(世代差異)는 서로 다른 세대들 사이에 있는 감정과 가치관의 차이를 가리킨다. 세대 차이는 신세대와 구세대 사이의 차이점을 기술하는 데 사용되는 일상 언어의 말이다. 특히 부모와 자녀 사이의 이데올로기적 차이를 지칭한다. (『위키백과』)

세대 차이는 감정이나 가치관의 차이라는 것이 중요하다. 특히 부모와 자식 간의 차이이면서 이데올로기이기 때문에 단순히 스쳐 가는 생각이 아니라 관념이나 신념이기에 쉽게 바뀌지 않는다. 엄마는 40년 가까이 또는 그 이상의 시간 동안 이데올로기화된 것이다. 엄마 세대는 2차 산업과 3차 산업 시대의 감정과 가치관을 가지고 살아왔다. 이런 삶의 양식과 가치관을 가지고 살아 왔기에 부모 세대의 감정과 가치관을 동의하고 받아들일 수 있는 부분도 있다. 그럼에도 불구하고 우리나라는 선진국들에 비해 너무 급속히 변했기 때문에 부모 세대도 그들 부모 세대와 심한 세대 차이를 경험하고 있다.

4차 산업 시대는 지금까지와는 너무나 다른 시대다. 아이들의 정서는 2차, 3차 산업 시대와는 너무 거리가 멀다. 그래서 4차 산업 시대에 부모가 아이의 꿈을 찾아주는 것이 쉽지 않다. 서툴고 미숙하더라도 아이가 자신의 적성을 찾도록 도와주고 기다려주어야 한다. 그래서 부모는 힘들고 답답하다.

여러 가지 방법이 있겠지만 책에서 찾을 수 있는 방법을 소개해 보겠다. '불수능'이라고 불린 2017년도 대입 수능에서 만점을 받은 (당시 만점자는 3명으로, 2014년에는 33명, 2015년에는 29명이었다) 울산 학성고등학교 이영래 군은 울산시 교육청이 독서 활성화를 위해 마련한 '나만의 책 이야기 토크 콘서트'에서 독서의 중요성을 강조했다. 이 군은 "판사가 되고 싶을 때는 어린이를 위한 법 관련 서적, 형사가 되고 싶을 때는 《어린이 과학 형사대》 같은 책을 읽었다. 서울대 경제학과에 지원하게 된 것도 어릴 때 읽은 《어린이 경제 원론》의 영향이 컸다."고 말했다. 이어 "소설책을 가장 좋아해서 《삼국지》, 《초한지》, 《수호지》는 중학교, 고등학교에 가서도 반복해 읽었다."고 덧붙였다. 독서 습관을 위해서는 "좋아하는 영역부터 시작해서 다른 영역으로 확대하고, 부모님이 자녀에게 책을 권하고 함께 읽는 것도 좋다."고 조언했다. 이 군은 "서울대 이정진 교수의《시장은 정의로운가?》를 읽고 경제학자의 꿈을 가지게 됐다."며 "협동조합을 보다 활성화하고 제대로 성장할 수 있도록 하는 방안을 연구하고 싶다."는 포부를 밝혔다(연합뉴스).

　이처럼 책을 통해 자신의 진로와 적성을 탐색할 수 있다. 더구나 좋아하는 영역부터 읽어서 다른 영역으로 확대하면 되니 즐겁게 자신이 하고 싶은 분야에 관심을 갖게 될 수밖에 없다. 중·고등학교 때 학습에 별반 도움이 안 된다고 생각되는《삼국지》,《초한지》,《수호지》를 반복해서 읽을 수 있게 배려한 부모님이 대단하다. 아이가 즐기면서 읽도록 기다려준 것이다.

　이영래 군처럼 책을 통해 자신의 관심 분야를 찾은 아이들의 사례는 너무 많다. 그런데 엄마들은 아이가 관심 분야를 빨리 찾고 그와 관련된 책을 많이 읽어 입시에 효율적으로 대처하기를 바란다. 하지만 그것은 좋은 방법이 아니고 그렇게 해서는 진심으로 자신이 하고 싶은 것을 제대로 찾을 수 없다. 이 군의 경우에서 볼 수 있듯이 어려서부터 이것저것 다양하게 읽어보고 관심을 보이며 탐색하다가 진짜 하고 싶은 것을 찾아야 한다. 그래야 하고 싶은 것이 구체화된다.

　이 군은 고등학교 때만 150권의 책을 읽었다고 한다. 어려서부터

Chapter 5

꾸준히 독서를 하지 않았다면 읽기 힘든 양이다. 입시 공부를 하면서 이만큼의 독서를 했으니 이해력과 사고력은 다른 아이들과 차별화될 수밖에 없다. 또한 이 군은 "비문학 서적도 배경 지식을 쌓는 데 영향을 주었다. 이해력이 빨라지고 속독이 가능해져서 수능에서 짧은 시간에 긴 지문을 제대로 이해할 수 있었다."고 했다.

이 군은 공부하다가 스트레스를 받으면 《태백산맥》, 《아리랑》, 《한강》 등 대하소설을 주로 읽었다. 스트레스를 책으로 풀다니! 말이 안 된다고 생각할 수도 있을 것이다. 하지만 이 군 같은 아이들을 많이 경험해본 나는 이 군의 말에서 진정성을 느낄 수 있다.

여러 가지 경험을 해봐도 진로를 찾기는 어렵다. 자기가 좋아하고 잘할 수 있는 분야를 찾는 것은 더더구나 어려운 일이다. 다양한 분야의 책을 꾸준히 읽으면 좋겠다. 그렇게 축적된 간접 경험에서 자신의 관심 분야를 찾아보면 좀 더 쉽게 접근할 수 있을 것이다.

공부 감성 높이기

요즘 아이들은 정서적으로 불안감이 높고 공부에 대한 감성도 좋지 않다. 어려서부터 강요에 의해 억지로 공부하는 아이들은 희열감과 성취감이 약하다. 아이들은 작은 성취감을 맛보면 자신감이 높아지고 그 결과 자존감도 높아진다. 이렇듯 자신에 대한 신뢰가 높아져야 할 텐데 현실은 그렇지 않다. 자기가 푼 문제에 대해 확신하지 못하고 자기 능력을 믿지 못한다. 작은 실패도 금방 인정하고 자기는 안 된다고 실망한다. 반대로 조금 노력해보고 목표를 높게 잡고 좋은 결과를 기대했다가 기대한 성과가 안 나오면 실망하고 자존감도 떨어진다. 자신의 문제점을 잘 모르고, 매번

감성은 이성 또는 오성과 함께 인식 능력으로
인간이 삶을 영위하는 데 가장 기본적인 영역이라고 볼 수 있다.
아이들에게 공부 감성은 공부를 해나가는 데 매우 중요하게 작용하고
기본이 되는 것이며, 공부를 꾸준히 잘할 수 있는 바탕이다.

기분에 따라 공부 감성도 달라진다.

감성(sensibility, 感性)은 "이성 또는 오성(悟性)과 함께 인간의 인식능력으로, 감성은 인간과 세계를 잇는 원초적 유대로서 인간 생활의 기본적 영역을 열어주는 역할을 한다. (중략) 그러나 오늘날 제반 학문의 발전단계에서는 감성을 감성 아닌 것으로부터 분리한다는 것은 불가능한 일이며, 오히려 감성을 인간의 생의 포괄적인 영위(營爲)에 있어 가장 기본적인 한 국면으로 고찰하는 것이 일반적인 경향(두산백과)"이다.

감성은 우리 삶에서 분리할 수 없는 포괄 영역이다. 그래서 감

성은 공부를 할 때도 가장 중요하게 작용한다. 감성의 정의에서 제일 강조하고 싶은 것은 이성과 함께 인간의 인식 능력으로 인간의 삶을 영위하는 데 있어 가장 기본적인 것으로 본다는 것이다. 따라서 배움의 과정에 있는 아이들에게 공부 감성은 매우 중요하다.

공부 감성에 따라 외부적 요인과 자극이 힘들고 지루해도 잘 견디는 아이가 있다. 또 잘하던 아이가 하루아침에 무너지거나 정작 열심히 해야 할 시기에 손을 놓기도 한다. 어떻게 하면 아이도 엄마도 지치지 않고 잘 해낼 수 있을까? 여러 가지 방법이 있겠지만 앞에서 감성의 중요성을 강조했듯이 공부 감성을 잘 관리해야 한다. 공부 감성을 높여야 지속적으로 끝까지 잘할 수 있다.

공부 감성을 좌우하는 요소에는 공부 의지도, 공부 희열도, 시험 후 대응도, 공부 미래 확신도, 자존감, 성취감, 자신에 대한 신뢰감과 같은 것들이 있다. 이를 바탕으로 피드백하는 습관이 되어야 한다. 하나하나 살펴보자. 우선 공부에 대한 의지도는 부모나 선생님, 친구 등이 줄 수 있는 것이 아니다. 어떤 어려움과 유혹이 있어도 끝까지 해내겠다는 스스로의 의지다. 그런데 이것을 부모가 강요하거나 주입하고 있으니 의지가 약해질 수밖에 없다. 그래서 공부를 잘하게 된 경험과 공부방법을 알려주는 책들을 읽어도 책 속에 소개된 그들과 나의 의지는 다르기 때문에 같은 결과가 나올 수 없는 것이다. 무엇보다 의지가 매우 중요하다.

그렇다고 해서 의지만 앞선다고 되는 것은 아니다. 공부하면서 희열도(기쁨)가 있어야 한다. 희열도는 새로운 것을 알았을 때의 기쁨, 모르는 것을 혼자 힘으로 해결했을 때의 성취감에 따른 기쁨이다. 또 시험 전후 대응도는 미리 시험공부를 했는데도 불안감이나 다른 이유로 좋은 결과를 얻지 못한 경우다.

내가 지도한 학생 중에 성적이 최상위권인 중학교 3학년 남학생이 있었다. 총 4일 동안의 기말고사 기간 중 3일째까지는 아주 시험을 잘 봤다. 남은 2과목만 잘 보면 전교 1등이 거의 확실했다. 마지막 2과목은 평소에도 잘했던 국어와 가정이라 걱정하지 않았다. 그런데 시험 결과는 어처구니가 없었다. 국어는 지금까지 본 시험 중 가장 최하 점수였고, 가정에서도 실수를 너무 많이 한 것이다. 지난번보다 성적이 많이 내려간 건 당연했다. 그 학생은 마지막 날에 잘해야 한다는 지나친 압박감과 불안감으로 아침부터 화장실을 수없이 다녀오고 시험 때도 집중이 안 됐다고 한다. 그 이후 국어는 아무리 공부를 많이 해도 성적이 들쭉날쭉하여 시험 볼 때마다 애를 먹었다. 공부를 하면서도 불안감은 높아졌고, 자신감도 많이 떨어졌다.

시험 후 대응도는 매우 중요하다. 그런데 아이들은 시험을 보고 나면 그것으로 끝이라고 생각한다. 피드백이 잘 안 돼 항상 성적은 정체되어 있고 시험 때마다 같은 일이 벌어진다. 시험이 끝난 후에는 내 점수가 몇 점인가를 아는 것으로 끝이다. 공부하면서 문제점이 무엇인지, 어떤 점을 고쳐야 하는지 알려고 하지 않고 다음에 열심히 해야겠다 하고는 끝이다. 그러니 매번 시험 결과가 달라질 리가 없다. 그러면서 자신감과 자신에 대한 신뢰는 점점 떨어진다.

시험을 보고 난 후에는 자기가 공부한 내용과 방법, 시간과 태도 등을 피드백해보고 고칠 점과 문제점을 찾는 것이 매우 중요하다. 그래야 다음 시험에 대한 기대감도 가질 수 있고 자신의 공부법을 신뢰할 수 있기 때문이다. 그런데 시험 후에 이런 식의 피드백을 하는 아이들이 거의 없다. 부모가 하게 되면 문제점을 찾기보다 실수나 틀린 문제를 지적하고 질책하는 경우가 많다.

미래 확신도는 지금 하는 공부가 내 꿈을 이룰 수 있는 발판이 된다는 믿음이다. 미래 확신도가 있으면 공부를 더 열심히 할 수 있고 어려움도 극복하게 된다. 자신의 진로와 적성에 대한 탐색도 함께 이루어지면 더 효과적이다. 부모가 대학만 가면 네가 하고 싶은 것을 다 할 수 있고 고생 끝이라고 말해봐야 아무 소용이 없다. 지금 당장 공부하기도 힘들고 유혹도 많은데, 마치 좋은 대학만 가면 모든 것이 해결되는 것처럼 말한다고 미래에 대한 확신이 생기는 것은 아니다. 부모가 아이의 적성과 꿈을 인정해주고 함께 탐색하면서 어떤 방향으로 공부해야 할지 서로 소통하고 공감할 때 아이는 공부를 열심히 하게 된다. 그래서 공부 미래 확신도는 공부 감성 중에서도 매우 중요하고 공부를 도중에 포기하지 않는 원동력이 된다.

요즘은 미래 확신도가 매우 낮다. 중학교 1학년 때 자유학기제를 운영하면서 아이들은 자신의 적성과 하고 싶은 일에 대한 방향성을 탐색하게 된다. 이때 다양한 프로그램에 적극적으로 참여해 보고 적성 검사에도 성실히 임해야 한다. 그런데 대부분의 아이들은 적당히 시간을 보내고 선행학습만 하면 되는 것으로 생각한다. 절대 그렇지 않다. 현재는 고생스럽고 힘들지만 이것이 내가 할 수 있는 최선이고, 오늘보다 내일이 좀 더 기대할 만하다고 생각하면 지금의 어려움을 극복할 수 있다. 요즘 아이들은 공부 감성이 매우 약하고, 감정의 기복도 심하다. 친구 탓도 많이 하고 이런저런 핑계도 많다. 아이가 공부하는 데 공부 감성은 어떠한지 부모의 세심한 관찰과 아이 입장에서 소통이 중요하다. 다시 한 번 강조하지만 아이들의 공부 감성은 공부를 하는 데 매우 중요하고 기본이 되는 원동력이다.

엄마들은 아이들이 잘하는 것이 더 많은데도
잘하는 것은 당연하게 여기고
부족한 한두 가지를 찾아 잔소리해서
아이의 기분을 상하게 한다.
아이들은 선생님이나 친구들에게 인정받고도 싶지만
누구보다 엄마에게 인정받고 싶어 한다.

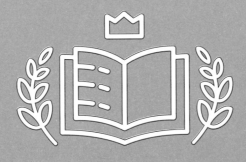

Chapter 6

엄마는
든든한
지원군

아이의 장점은 그냥 보이지 않는다

"재승아, 엄마 친구 아들 승재 알지? 승재는 이번에 또 1등이래. 공부도 잘하는 애가 엄마 말도 잘 듣고 잘생겼으니 승재 엄마는 좋겠다."

이 말은 들은 재승이가 "엄마, 나도 열심히 해서 엄마의 자랑스러운 아들이 될게요."라고 해주면 좋겠지만 그런 아이는 절대 없다. 재승이는 "그럼 나도 승재처럼 낳아주던가!" 하고 화를 내거나 "나도 엄마한테 할 말 많다고. 민규 엄마처럼 화도 안 내고, 내가 속상한 것도 잘 알아주고, 사달라는 것도 잘 사주는 엄마였으면 좋겠다고. 맨날 공부! 공부! 하면서 잔소리만 하고 다른 집 아

엄마가 아이를 위해 사랑을 주고 헌신하는 방법도 아이의 성향을
고려해야 한다. 엄마 방식대로 하면 오히려 잔소리와 간섭이라고 여기고
역효과가 나타나기도 한다. 아이가 원하는 방식으로 해주어야 한다.
엄마는 다양한 방법을 시도할 수 있는 능력자다.

들 타령만 하는 엄마가 싫다고!"라며 문을 쾅 닫고 방으로 들어갈
것이다. 서로의 기분이 상했기 때문에 눈에 거슬리는 것이 더 잘
보이게 된다. 연달아 폭발하지 않으면 다행이다.

　교육 전문가들은 자녀의 장점을 찾아 칭찬해주라고 외친다. 그
러나 칭찬하려고 눈 씻고 찾아봐도 칭찬할 거리가 없어서 칭찬을
못하겠다. 그래서 직접 보지도 못한 친구 아들을 마구 칭찬한다.
공부를 잘해서 모든 것이 다 좋아 보이고 그저 친구가 부럽기만
하다. 더구나 엄마가 칭찬한 잘생김은 전적으로 승재의 노력으로

얻은 것도 아니다. 외모는 부모덕 아닌가.

내 아이는 왜 이렇게 못마땅한 것투성이일까. 나는 그 집 엄마보다 더 잘해주는데, 아이는 그것도 모르고 이렇게 엇나가는지 속상해하는 부모가 많다.

언젠가 책을 읽으면서 참 맞는 말이구나, 하고 깨달은 적이 있다. 사람은 내가 사랑받고 있다는 것을 4가지 유형을 통해서 느낀다고 한다.

첫째, 나를 지지해주고 인정해주고 믿어줄 때, 둘째, 나를 위해 상대방이 헌신과 보살핌을 다할 때, 셋째, 보상과 값진 선물을 받을 때, 넷째, 시간을 함께하며 무언가를 같이할 때, 이렇게 4가지다. 물론 사랑하는 사이에는 이 4가지가 조화롭게 나타난다. 사람마다 우선시하고 오랫동안 좋은 기분을 유지하게 하는 것, 다음 행동을 하는 데 강한 동기 부여가 되는 것은 다 다르다고 한다.

가령 첫 번째를 가장 우선으로 생각하는 아이가 있다고 하자. 엄마는 두 번째가 가장 중요하고 잘할 수 있다고 생각해서 헌신과 보살핌에만 치중한다. 아이는 그것이 자기를 못 믿어서 그러는 것이라고 생각해서 힘들어하고 불만도 많다. 엄마는 아이의 시험기간에 졸리고 피곤하지만 공부하는 아이가 안쓰러워 늦게까지 같이 있으면서 간식도 챙겨주지만 혹시 아이가 졸기라도 하면 화가 날 것이다. 아이가 엄마의 노고를 모른다며 속상해한다. 이럴 때는 어떻게 하는 것이 좋을까?

우선 엄마가 가장 자연스럽게 잘할 수 있는 것이 무엇인지 점검해볼 필요가 있다. 그런 다음 아이의 반응을 살펴보면 아이의 성향을 알 수 있다. 그래도 아이에 대해 잘 모르겠다면 아이에게 예시를 주고 물어보는 것이 좋다. 앞에서 말한 것이 아닌 다른 것이 나올 수도 있다. 그러면 아이가 좋아하는 방식으로 대응하면 된다. 물론 아이의 선택이 엄마가 생각한 것과 많이 다를 수 있다. 그렇더라도 아이에게 초점을 맞추고 아이가 좋아하는 방식으로 해주어야 한다. 엄마는 다양한 방법을 시도해볼 수 있는 능력자다.

엄마의 방식대로 하면서 아이도 나와 같은 생각일 거라고 생각하는 것은 엄마의 착각이다. 아이와 갈등이 생기면 아이가 자신의 **노력도 몰라준다는 마음에 속상하고 힘들다.** 직장에 다니는 엄마는 바쁘고 미안한 마음에 값비싼 선물로 보상하려는 경우가 많다. 하지만 요즘 아이들은 그렇게 간절히 원하는 것도 없다. 요즘 아이들은 원하는 것은 쉽게 얻을 수 있기 때문에 동기 부여도 되지 않고 그 효과도 오래가지 않는다. 무엇보다 중요한 것은 아이의 생각과 눈높이에 맞추는 것이다. 아이는 청소년기를 거치면서 성향은 물론 관점도 달라진다. 그러니 고정된 시각으로 계속 하나의 방식만 고집하면 안 된다. 아이를 끊임없이 관찰하고 이야기를 나누면서 발전시켜나가야 한다. 아이는 상황에 따라 다른 것을 요구할 수도 있다. 이때 기준을 알고 있다면 당황할 필요가 없다.

나에게는 두 명의 아들이 있다. 큰아이는 첫 번째 성향이 강하고, 작은아이는 두 번째와 네 번째 성향이 섞여 있다. 이렇게 형제간에도 성향이 다르게 나타난다. 지극히 당연하다. 아들에게 물어보니 내가 관찰한 대로 말해주었다. 다행히도 나는 첫 번째를 잘할 수 있었다. 일찍 자고 일찍 일어나는 전형적인 아침형 인간이라 아침에 일찍 일어나서 아침밥을 해주고 어제 공부하느라 수고했다고 하면 된다. 큰아이는 엄마가 자기 때문에 늦게까지 있는 것을 부담스러워하여 큰아이가 시험공부를 할 때는 일찍 자도 부담감이 없었다. 반면 작은아이는 엄마가 늦게까지 함께 있으면서 간식도 챙겨주고 하는 것을 좋아했다. 그래서 엄마는 매일 일찍 일어나야 하고 낮에는 일을 해야 하며, 무엇보다 늦게 자는 게 힘들다고 솔직하게 말했다. 그러니 힘들어도 시험공부는 혼자 했으면 좋겠다고 말했다. 그러고 나니 아이에게 덜 미안하고 아이도 이해하는 것 같았다. 그렇게 해서 서로 최선책을 찾았다고 생각한다.

이런 경우를 생각해보자. 내가 갖고 싶은 비싼 핸드백이 있다. 남편이 외국 출장을 다녀오면서 면세점에서 내가 원하던 브랜드 핸드백을 사왔다. 그런데 디자인은 내가 원하던 것이 아니다. 내가 원하던 디자인이 아니라서 바꾸고 싶다고 남편에게 말한다. 내가 원하던 핸드백이었기에 내가 원하는 디자인을 갖고 싶다는 욕구가 강하기 때문이다. 그러면 남편은 큰맘 먹고 사 온 핸드백을 사준 성의도 모른다고 생각할 수도 있다. 둘 다 서로가 기대했던 반응이 아니라 속상할 것이다. 어른들도 이렇게 어긋나기 일쑤다.

하물며 아이들이 엄마가 하고 싶은 대로 해주면서 무언가를 해주면 무조건 기뻐하고 엄마의 사랑을 알아줄 거라고 기대하는 것은 완벽한 아이를 낳는 것보다 더 힘든 일이다.

엄마는 아이에게 지속적으로 관심을 갖되 아이의 입장에서 관찰해야 한다. 잘 모르겠으면 아이에게 물어보자. 그렇게 해서 엄마와 아이 간의 생각을 좁혀가는 것이 좋다. 그래야 엄마의 무한한 사랑이 그 힘을 발휘할 수 있다.

엄마는 항상 내 편

"엄마, 오늘 영어 시험에서 백 점 받았어."

"그래? 잘했네. 너희 반에 백 점이 몇 명이야?"

아이는 온몸에서 기운이 빠져나가는 것 같다.

"너희 반에 백 점이 몇 명이냐구?"

"몰라. 엄마는 그게 중요해?

"왜 몰라? 이번 시험이 쉬웠니?"

"엄마는 내가 백 점 맞아도 칭찬도 안 해주고. 백 점이 몇 명인지만 궁금해?"

"아까 잘했다고 했잖아!"

아이들이 잘하는 것이 더 많은데도
잘하는 것은 당연하게 여기고
부족한 한두 가지를 찾아 잔소리해서 기분을 상하게 한다.
엄마가 정해 놓은 기준에 맞는 장점을 찾으려 하니 칭찬할 것이 없다.

"그게 칭찬이야? 그냥 건성으로 말한 거지. 엄마는 백 점이 몇 명인지가 제일 궁금하잖아."

'아이가 백 점을 받았으니 다행이기도 하고 기쁘기도 한데, 왜 이런 분위기지?' 엄마는 머쓱해지고 아이는 화가 나서 방으로 들어가 버린다. 엄마는 아이의 점수를 알고 나면 다른 아이들의 점수가 무지 궁금하다. 백 점을 맞은 건 다행이지만 그건 당연하고 누가 백 점을 맞았는지 궁금해진다. 백 점 맞은 아이가 많다는 걸 알게 되면 기쁨도 잠시, 시험이 너무 쉬워서 우리 아이도 백 점을

엄마는 든든한 지원군

맞았다고 생각한다. 이 모든 생각이 순식간에 들면서 우리 아이의 기분은 안중에 없다.

시험공부를 열심히 한 사실도 인정해주지 않는다. 평소에는 "과정이 중요한 거야. 네가 열심히 했다면 결과는 괜찮다."고 말하지만 백 점 맞은 아이들이 있고 우리 애가 한두 개라도 틀렸다면, 언제 그런 말을 했냐는 태도로 변한다. 왜 쉬운 문제를 틀렸는지, 백 점 맞은 애들도 있는데 너는 왜 틀렸는지 다그치기 시작한다. 이래저래 아이는 시험이 싫고 공부하는 게 힘들다. 이런 일은 아주 흔한 일이라고 아이들은 하소연한다. 백 점 맞아도 문제고 아주 열심히 해도 엄마는 끝없이 다그치니 공부하기 싫은데 엄마 때문에 더 하기 싫다고 한다.

시험이 끝나면 아이들이 나에게 문자로 시험 결과를 알려준다. 나는 미리 시험문제를 파악하고 있다가 아이의 결과에 대해 무조건 지지해준다. 점수가 잘 나오면 무조건 고맙다고 한다. 그러면 아이는 왜 선생님이 고맙냐며 시험을 잘 보게 해주셔서 자기가 고맙다고 한다. 나는 "시험은 네가 잘 본 거다. 공부를 열심히 하고, 시험에 집중하고 차분하게 잘 봤기 때문에 실수도 안 하고 좋은 결과가 나온 거다. 네가 잘한 거다."라고 말해준다. 그러면 아이들은 대부분 고맙다며 하트를 날린다. 나도 진심으로 고맙다. 아이들은 시험에 잘 모르는 것이 나오면 생각도 안 하려고 한다. 아예 모른다고 생각하고 대충 답을 쓴다. 그런데 포기하지 않고 최선을 다했으니 얼마나 고마운가. 이렇게 하면 아이는 시험 피드백을 할 때 틀린 건 왜 틀렸는지, 어떤 것은 찍어서 맞았다고까지 다 고백한다. 그러면서 문제점을 스스로 알게 된다. 기본 개념을 소홀히 공부했는지, 문제 풀 때 잘 모르면서도 대충 넘어갔는지, 더 놀라운 것은 공부하는 데 문제점은 무엇이고 앞으로 어떻게 해야겠다는 해결책까지 스스로 찾아낸다. 우리 아이들은 스스로 문제를 해결할 수 있는 기특한 아이들이다.

시험의 목적은 알고 있는 것을 테스트하기 위한 것이다. 좀 더 덧붙이자면 시험을 통해 공부하는 데 잘못된 방법과 문제점을 개선하고, 자신에게 맞는 공부법을 찾을 수 있으며, 평생 경쟁력을 가질 수 있는 나만의 공부법을 찾기 위한 객관적 기회가 되기도 한다. 그런데 아이도 엄마도 점수만 나오면 그것으로 끝이라고 생각한다. 그러니 매번 노력하지만 성적은 향상되지 않고, 공부는 지루하고 힘겨운 과정이 되는 것이다. 백 점을 받아도 성취감도 느껴지지 않고, 자신에게 어떤 공부법이 좋은지도 잘 모른다. 그러니 문제 해결력이 생길 수가 없다.

선생님이나 부모님이 진심으로 믿어준다고 느끼면 아이들은 자신의 일에 최선을 다한다. 큰아이가 중학교 1학년 첫 영어 듣기시험에서 다 맞아서 기분 좋다고 손가락으로 브이를 그리면서 들어왔다. "우리 아들, 머리에 쥐가 나도록 집중했구나! 장하다! 시험 보느라 고생했으니 간식 먹으면서 좀 쉬어." 그랬더니 아들은 "쉬

엄마는 든든한 지원군

면 안 돼요. 시험이 쉬워서 다 맞은 애들이 많아요. 필기시험도 잘 봐야 해요."라면서 방으로 들어갔다. 영어 성적은 듣기시험과 필기시험 점수를 합쳐서 나온다. 듣기시험은 20점이 만점으로 비중은 적어도 항상 신경이 쓰인다. 듣기라는 섯이 잘하다가도 살짝 집중하지 않으면 놓칠 수 있기 때문이다. 더구나 필기시험 전에 보기 때문에 필기시험에도 심리적 부담감을 준다.

나도 다 맞은 아이가 몇 명인지, 특히 아들과 성적을 다투는 아이는 어떻게 됐는지 궁금했다. 하지만 아이가 잘했다는 것부터 인정하고 칭찬해준다. 그러면 아이는 더욱 신이 난다. 중학교 때는 영어 시험을 보면 한 반에서 백 점이 여러 명 나온다. 나는 그때마다 시험이 쉬웠건 백 점 맞은 아이가 많건 신경 쓰지 않았다. 내 아들이 잘하는 것이 중요했다. 그래서 진심으로 칭찬했다. **아이들은 선생님이나 친구들에게 인정받고도 싶지만 누구보다 엄마에게 인정받고 싶어 한다. 그런데 엄마들은 칭찬할 것이 없다고 한다.** 잘하는 것이 더 많은데도 잘하는 것은 너무 당연하게 여기고 부족한 한두 가지를 찾아서 잔소리해서 아이의 기분을 상하게 한다.

상담을 하다 보면 엄마들은 아이에 대한 기대치가 높아서 장점이 안 보인다고 한다. 그래서 자꾸 부족한 점만 찾아서 지적하고 타박한다. 그래서 아이에게는 "이런 장점이 있어요."라고 말해주면 그건 너무나 당연하다고 받아들이거나 그게 무슨 장점이냐고 반응한다. 아니면 미처 그런 장점이 있는지도 몰랐거나 괜히 듣기 좋으라고 하는 말로 여기며 대수롭지 않게 생각한다. 아이의 장점도 아이를 관찰해서 찾으려 하지 않고, 엄마가 정해놓은 기준에 맞는 장점을 찾으려고 하니 보일 리가 없다. 아이가 어렸을 때나 초등학교 저학년 때는 엄마들도 칭찬을 많이 해준다. 그러나 시간이 지나면 지날수록 칭찬보다는 잔소리가 늘어난다.

아이의 행동에 적극적으로 반응하고, 세심하게 관찰하며, 아이 입장에서 생각하자. 다른 집 아이와 비교도 하지 말자. 공부에 대한 부담감을 갖기 시작하는 때부터 엄마는 아이의 단점이 많이 보이고 모든 것을 공부와 연결시켜 폭풍 잔소리를 하게 된다. 아이에 대한 믿음은 한결같이 변함이 없어야 한다.

엄마의 불안감

"승재야, 시험이 3주 남았는데 아직 계획도 못 세우고 교과서도 안 봤으면 어떡하니?"

"엄마, 학교에서 시험 진도도 아직 다 안 나갔어요. 지금부터 하면 돼요."

"빨리빨리 해야 할 텐데."

엄마는 시험 때만 되면 불안해진다. 내 아이만 시험공부를 제대로 못하고 있는 것 같아 마음이 급해지고 걱정된다. 아이는 허둥대다가 시험공부를 제대로 하지 못하고, 결국 학원에 의존하다가

부모의 불안감을 아이에게 전이시키지 말자. 초등학교 때는
규칙적인 생활 태도와 혼자서 공부하는 습관을 기르는 것이 중요하다.
중학교 때는 자신에게 맞는 공부방법을 찾아 시도해보고
자신만의 공부법을 습관화하는 것이 중요하다.

불안하게 시험을 보게 된다.

대부분의 중학교에서는 시험기간에 수행평가를 실시한다. 팀별 과제도 하고 책을 읽고 독후감도 제출해야 하기 때문에 마음은 급해진다. 이렇다 보니 시험에 대한 스트레스는 엄마와 아이 모두 극에 달한다. 엄마는 아이보다 더 힘들어하다가 시험이 끝나면 다음 시험에는 제대로 계획을 세우고 꾸준히 복습해서 시험에 잘 대비하겠다고 다짐한다. 정작 아이는 별다른 생각이 없다. 시험이 끝났으니 놀고 싶다는 생각뿐이다. 시험이 힘들어도 시험이 끝나면 놀 수 있기 때문에 참고 버틴다는 아이들이 많다. 이런 식이니

시험이 끝나도 문제점이 개선되지 않는다. 시험 때마다 반복해서 홍역을 치르고, 학년이 올라갈수록 엄마의 불안감은 커져간다.

이런 불안감은 비단 시험 때만 나타나는 것이 아니다. 평소에 아이가 공부를 하고 있어도 불안하기는 마찬가지다. 아이들은 놀 시간도 없이 공부만 한다고 아우성인데 왜 이렇게 불안할까? 엄마들을 만나보면 입시제도가 자주 바뀌고, 엄마가 경험해보지 못한 입시제도라 불안하다고 한다. 더구나 예전처럼 점수 하나로 평가하는 투명성도 보장되어 있지 않다고 생각하니 내 아이만 제대로 준비하지 못하고 있는 것 같아 불안하다. 엄마의 정보력이 아이를 좋은 대학에 보내는 가장 중요한 요소인 것처럼 여겨지면서 엄마들은 정보를 찾아다니기 바쁘고 그 과정에서 내 아이와 옆집 아이를 자꾸 비교하게 된다. 그래서 늘 불안하다.

학원은 더 많은 불안감을 부추긴다. 학원에서는 주로 선행학습을 어디까지 해야 한다는 것을 강조한다. 아이가 그 내용을 아는지 모르는지, 해낼 수 있는지 등은 고려하지 않고 중학교 2학년이라면 지금쯤 어디까지 선행을 하고 있어야 한다고 제시한다. 엄마는 마음이 급해지고 거기까지 안 하고 있으면 불안감은 더 높아진다. 그런데 아이들에게 물어보면 중학교 1학년 학생이 중학교 3학년 수학을 선행하고 있는데 중학교 2학년 내용은 생각이 안 나서 모르겠다고 하는 경우가 더 많다.

지금은 초등학생도 과도한 선행학습을 하고 있다. 5~6학년만 되면 중학교 과정의 교과서는 구경도 못 해본 채 문제집부터 푼다. 엄마들은 예전에 중학교에서 배웠던 내용이 초등학교 과정에 나오는 것을 보고, 자신이 학교 다닐 때보다 수학이 어려워졌다고 한다. 엄마 말대로 나이에 비해 배우는 내용이 어려워졌는데 거기에다 선행까지 더하면 아이들은 수학을 어려워하게 되고 못하겠다고 포기하게 된다. 그런 걸 알면서도 엄마들이 억지로 시키는 이유는 옆집 아이도 하니까, 다들 하니까 불안하기 때문이다. 이때 정작 공부를 해야 하는 우리 아이는 안중에도 없다. 진도만 나가는 똑같은 아이만 있을 뿐이다. 요즘은 초등학교 때부터 학교 공부에 대한 부담감을 엄마와 아이 모두 심각하게 받고 있다.

최근에 초록우산 어린이재단에서 초·중·고 학생 1,000여 명을 대상으로 실시한 설문조사 결과에 따르면, 초등학생 중 63%가 권장 시간보다 과도하게 많은 학습을 하고 있고, 전체 초등학생의 절반은 종일 가정 학습이나 사교육에 시달린다고 한다. 공부와 무관하게 마음 놓고 놀 수 있는 시간은 평일의 경우 약 49분, 주말의 경우에도 고작 1시간 40분 수준이라고 한다.

심지어 초등학생의 학습 시간이 대학생보다 더 많은 것으로 나타났다. 통계청이 발표한 '2014년 생활시간 조사'에 따르면 초등학생(만 10세 이상)의 하루 평균 학습 시간은 5시간 23분으로 4시간 10분인 대학생보다 1시간 이상 많았다. 중학생은 7시간 16분, 고등학생은 8시간 28분으로 조사됐다. 평일만 놓고 비교하면 이 같은 차이는 더 두드러졌다. 초등학생의 평일 학습 시간은 6시간 49분으로 대학생(5시간 4분)보다 1시간 45분 길었다. 중학생과 고등학생은 각각 8시간 41분, 10시간 13분이었다(「한국경제」 2015. 6. 30.).

2013년 유니세프에서 발표한 '부유한 국가 아동의 주관적 웰빙' 조사 결과와 같은 지표를 한국 아동에게 적용한 결과, 우리나라 아동의 학업 스트레스 지수는 50.5%에 달했다. 이는 유니세프 조사 대상 국가인 29개국 1위로, 전 세계를 통틀어 우리나라 아이들이 가장 많은 학업 스트레스를 경험하고 있다는 것을 의미한다. 또한 '국제 아동 삶의 질 조사'에서는 8세, 10세, 12세 아동의 행복감이 최하위인 것으로 드러났다.

기사에서 보듯이 우리나라 초등학생이 가장 스트레스를 많이 받고 공부 시간도 가장 많다. 학교를 일찍 마친 후 나머지 시간을 엄마의 불안감을 해소하기 위해 과도한 사교육과 공부에 매달리기 때문이다. 초등학교 때부터 엄청나게 공부를 시키고 있지만 엄마들은 불안감 때문에 더 할 것이 없는지 찾고 있다. 엄마도 힘들지만 아이는 공부에 대한 자신감도 떨어지게 된다. 이미 초등학교 때부터 공부 감성이 아주 나쁘게 나온다. '공부' 하면 '힘든 것', '하기 싫은 것', '나는 잘 못하는 것'으로 치부해버린다.

그럼 어떻게 하는 것이 좋을까? 내 아이를 대학에 보냈고, 많은 아이들을 초·중·고등학교까지 지도하면서 공부를 잘하는 아이들의 공통점을 알게 됐다. 일단 부모님이 아이에게 불안감을 전이 시키지 않는다. 아이를 믿고 초등학교 때는 당장 점수에 연연하기보다 아이의 공부력을 키워주는 것을 중요시한다. 규칙적인 생활 태도와 혼자서 공부하는 습관을 기르는 것이 가장 중요하다. 또 책 읽기를 꾸준히 한다. 학과 공부도 아이 수준에 맞게 선행보다 복습 위주로 하면서 학습 능력을 키운다. 그러면서 성취감과 자신감, 공부 감성을 높일 수 있게 배려해준다. 이것이 잘되어야 지속적으로 공부를 잘하게 된다.

중학교 때는 자신에게 맞는 공부방법을 시도해보고 탐색하며 자신만의 공부법을 습관화하는 것이 중요하다. 이때 독서도 꾸준히 해야 한다. 중학교와 고등학교 도서의 난이도가 갑자기 높아지기도 하지만 중학교 때 책을 안 읽은 아이들은 고등학교에 가서 전혀 책을 읽을 수가 없다. 시간도 안 되고 내용도 만만치 않다. 아이를 경쟁력 있게 키우지 못했는데 학년만 올라가니 엄마의 불안감은 점점 더 커지게 되는 것이다.

아이와 함께 책 읽기

2017년 수능이 끝난 후 '불수능'이라는 기사가 쏟아져 나왔다. 수능은 쉬워도 문제고 어려워도 문제가 된다. 2014년 수능 만점자는 33명, 2015년은 29명, 2016년은 16명이었다. 그런데 2017년에는 만점자가 3명밖에 안 나왔다. 이들은 대부분 학교 수업시간에 충실하고 예습과 복습을 철저히 했다는 너무 평범한 이야기들을 했다. 시험이 유독 어려웠는데 학교수업시간에 충실했다고 시험을 잘 볼 수 있다니 그것이 사실이라도 잘 믿으려 하지 않는 분위기다. 사람들은 뭔가 획기적인 비법이 있을 것이라고 의구심을 갖는다. 꼭 빠지지 않는 공통 비결은 바로 하나, 어려서부터 책을 많

아이와 함께 책 읽기를 하면서
아이의 의견만을 일방적으로 물어보는 것은 효과가 없고
오래 지속할 수도 없다.

이 읽었다는 것이다.

만점자인 김재경 군(용인외고)은 "독서는 특히 수능 성적 향상에 도움이 돼요. 고전을 많이 읽음으로써 독해력을 높이고, 다양한 분야의 책을 읽으며 배경 지식을 쌓을 수 있었습니다. 이런 과정이 있었기에 국어 지문을 보다 수월하게 읽을 수 있었다고 생각합니다."라고 말했다. 이영래 군(울산 학성고)은 만점을 받은 최고 비결로 독서를 꼽았다. 공부하기도 시간이 부족하다는 고등학교 3학년 때까지 독서를 꾸준히 해왔다고 하니 방법이 궁금할 것이다. 이 군은 어릴 때 도서관 옆에 살았다. 어머니가 아이들과 도서관에 정기적으로 갔기 때문에 책과 친해질 수 있었다고 한다.

다들 책을 많이 읽어서 이런 결과가 나온다면 더 바랄 것이 없다고 생각할 것이다. 이것은 자연스러운 결과다. 독서를 하면 공부 외에도 많은 혜택을 받을 수 있다. 어려서부터 엄마와 아이가 꾸준히 독서를 하면 많은 추억을 쌓을 수 있고, 책을 매개체로 자연스럽게 서로의 생각을 이야기하다 보면 아이와 엄마 모두 성장하게 된다. 그래서 초등학교 저학년 때까지만 책을 같이 읽을 것이 아니라 좀 더 꾸준히 함께하면 좋다. 아이와 함께 책 읽기를 하면서 아이의 의견만 일방적으로 물어보는 것은 효과가 없고 오래 지속할 수도 없다.

아이와 함께 책을 읽는 방법을 살펴보자. 아이가 초등학생이라면 마거릿 마일드의 《할머니가 남긴 선물》을 함께 읽고 이야기해보자. 할머니가 남긴 선물은 무엇일까 하고 유추해보는 것도 유익하다. 할머니가 손녀에게 이런 선물을 남긴 이유는 무엇인지, 선물이란 무엇인지, 서로의 생각을 이야기해보고 "너는 언제 가장 선물을 받고 싶어?", "어떤 선물을 받고 싶어?" 하고 물어보자.

이때 엄마 생각도 솔직하게 말한다. 생각해보니 할머니는 엄마에게 이런 선물을 주신 것 같다, 그것이 엄마에게 이런 영향을 끼쳤다 등을 이야기하다 보면 엄마의 삶도 정리하게 되고 아이도 할머니를 새롭게 알게 되는 경험을 하게 된다. 그래서 책은 단순히 지식을 전달하는 것만이 아니라는 것을 알 수 있다. 책을 읽으면서 어떻게 공감하고 느껴야 하는지를 체험으로 보여주는 것이다. 이런 대화를 통해 자연스럽게 아이의 욕구도 알 수 있다. 그것을 염두에 두었다가 적절한 시기에 아이에게 선물하면 아이는 엄마가 내 이야기에 귀를 기울이고 있고, 자신이 인정받고 있다는 기쁨이 커질 것이다. 엄마들은 아이가 좋아할 것이라고 생각한 것을 선물했는데 아이가 시큰둥해하면 살짝 서운해 한다. 아이의 욕구를 몰랐던 것은 엄마의 실수다.

《할머니가 남긴 선물》에서 할머니는 손녀와 함께했던 추억을 선물로 남기기도 했다. 그것을 왜 남기고 싶어 하는지, 살아가는 데 어떤 역할을 하는지 등을 이야기하다 보면 아이와 깊은 대화도 나눌 수 있다. 깊이 읽기와 확산적 읽기가 동시에 되는 것이다. 이렇게 되면 아이도 엄마도 책 읽는 재미에 빠질 수 있다.

아이가 중학생이라면 미치 앨봄의 《모리와 함께한 화요일》을 주제별로 함께 읽어보자. 아이의 가치관에 대해서 알 수 있다. 《모리와 함께한 화요일》은 글쓴이가 루게릭병에 걸려 투병 중인 모리 슈워츠 교수를 매주 찾아가 실제로 나눈 이야기를 정리한 책이다. 교수는 루게릭병에 걸려 삶과 죽음의 경계에서 성찰하고 깨달은 것을 선해준다. 대부분의 학교에서 중학생 필독서로 나올 정도로 널리 알려진 책이지만 토론의 기회 없이 혼자 읽고 대충 독후감을 쓰는 아이들을 보면 안타까워 꼭 토론 수업 목록에 넣게 되는 책이다. 토론 수업은 아이들이 막연하게 생각했던 것들을 다시 정리하고 깊이 생각하게 되는 계기가 된다. 부모가 가치관을 가르치려 거나 훈계하지 말고 일단 무조건 수용해주어야 한다. 아이들은 자기 생각을 상대방이 평가하거나 수용하는 척하면 진실성이 없다고 느껴 말하지 않는다.

이 책을 통해 '결혼', '죽음' 같은 무거운 소재를 아이 눈높이에 맞게 생각해볼 수 있다. 엄마도 많은 생각을 하게 하는 주제들이다. '가족', '돈', '사랑' 같은 소재로도 아이와 많은 이야기를 할 수 있고 생각을 공유하기 좋다. 이때 엄마의 생각을 진솔하게 말하되 아이의 생각에 평가를 하거나 엄마의 생각을 주입하려고 하면 안 된다. 그냥 지지만 해주자. 아이의 생각을 알게 된 걸로 만족해야 한다. 아이는 아직 완전히 올바른 생각을 하지 못할 뿐이니 너무 걱정할 필요는 없다. 다음에 다른 책으로 이런 소재를 읽으면 생각이 바뀐 것을 볼 수 있다. 그때도 기뻐해야 한다. 아이가 삶의 문제를 다양한 시각으로 보고 있고 치열하게 생각하고 있구나, 하며 지지해주어야 한다.

트리나 폴러스의 《꽃들에게 희망을》를 읽은 후에는 "네가 생각하는 핵심 단어는 무엇이라고 생각하니? 우선 열 개를 찾아봐.", "하나를 뽑으라고 하면 어떤 단어를 꼽고 싶니?" 하고 물어보자. 아이가 고민할 때 엄마도 같이 정리해본다. 엄마와 아이가 같은 단어가 나왔다면 동그라미를 하면서 신기함도 느껴본다. 지금까지 책을 함께 읽어왔다면 의외로 겹치는 단어가 많을 것이다. 이럴 때는 일단 기쁨을 나누고, 왜 그 단어를 선택했는지 아이의 생각을 들어보고 폭풍 칭찬을 한다. 다른 의도로 단어를 선택했다면 엄마의 생각을 말해주고 너처럼 생각할 수도 있겠다고 아이의 의견에 반응을 보인다. 미처 엄마가 생각하지 못한 놀라운 이유라면 아낌없이 칭찬을 해준다.

그런 다음 전체적인 느낌을 이야기해본다. 핵심어로 나온 단어의 궁극적 의미는 무엇일까? 작가의 의도는 무엇일까? 우리 사회에 이런 현상으로 어떠한 것이 있는가? 나라면 어떻게 할까? 등 의견들을 자유롭게 이야기한다. 이때도 역시 답을 찾아가는 것이 아니다. 자신의 생각을 정리해보고 지금까지 의식하지 못했던 주변을 돌아보는 기회로 삼으면 좋겠다. 이런 공유된 경험을 바탕으로 아이의 생각에 날개를 달 수 있고, 엄마도 자신을 되돌아볼 수 있다. 유아 때부터 초등학교 때까지 이런 경험을 꾸준히 했다면 중ㆍ고등학교 때도 할 수 있다.

우리 아이에게 맞는 방법 찾기

"요즘 지우는 무슨 학원 보내요?"

"별로 시키는 거 없어요. 남들 하는 거 기본으로 하지요. 뭐, 특별한 거 있어요?"

"이제 3학년이 되니 슬슬 맘이 급해지네요."

"맞아요. 딴 애들은 뭐하는지. 우리 지우는 친구들과 놀고 싶어도 애들이 시간이 없대요."

요즘 엄마들은 학교에 들어가기 전부터 사교육 정보를 수집해서 남들보다 앞서 배우게 한다. 무조건 '지금 뭘 시켜야 하는가'만 궁금

옆집 아이가 하고 있는데 우리 아이가 안 하고 있으면
당장 뒤처지는 것 같은 불안감에 따라 하지 말자.
엄마의 성향과 아이가 하고 싶은지, 지금 할 수 있는 준비가 되어 있는지 살펴
아이에게 맞는 방법을 찾아 일관성 있고 지속적으로 해야 한다.

하다. 정작 배울 아이는 내 아이인데 옆집 아이가, 친구가 배우고 있다는 것에만 관심을 갖는다. 왜 아이에게 배우게 하려는지, 아이가 배우고 싶은 마음이 있는지 등은 생각하지 않는다. 오직 다른 아이들이 배우고 있다는 사실이 중요하다. 그래서 마음이 급해진다.

옆집 아이가 하고 있는데 우리 아이가 안 하고 있으면 당장 뒤처지는 것 같나. 내 아이는 옆집 아이가 아니다. "선생님, 한자는 지금 시켜야 하나요?", "우리 애가 6학년인데 뭘 시켜야 하나요?" 하고 물어보는 엄마들이 많다. 그러면 "왜 시키려고 하시는데요?" 하고 다시 물어본다. 그러면 엄마들은 어이없다는 표정을 짓는다.

엄마는 든든한 지원군

엄마라면 누구나 아이가 공부를 힘들어하지 않고 학년이 올라갈수록 잘했으면 좋겠다고 생각한다. 궁극적으로 아이의 삶이 행복하길 바란다. 세세한 부분에서는 다르더라도 누구나 내 아이가 행복해지길 바란다. 아이뿐만 아니라 아이와 함께하는 엄마인 나도 행복하면 더할 나위가 없을 것이다. 그런데 언제 행복해지려고 아이도 엄마도 죽을힘을 다해 참고 버티는 건지 모르겠다. 아이가 좋은 대학에 들어가면 그때부터 아이와 엄마가 행복한 걸까?

아이와 생활하는 오늘이 행복해야 한다. 행복은 조금씩 커지는 것이다. 행복도 행복했던 경험이 있어야 누릴 수 있다. 작은 목표라도 성취감을 맛본 경험이 있다면 자신에 대한 믿음이 강하고, 무엇이든 시도해보려고 할 것이다. 아이들은 억지로 먹인 것(시험에 나온다고 알려주어서 맞힌 것)에 대해서는 별다른 감흥을 못 느낀다. 하지만 자기가 조금이라도 애써서 성취한 것에 대해서는 진심으로 기뻐하며 뿌듯해한다.

엄마들은 그림의 떡이나 다름없는 옆집 아이가 하는 것, 또는 전교 1등이 하는 것을 따라 하려고 한다. 해봤자 효과도 없고, 성과가 안 나오니 속상하고 자괴감만 드는 악순환이 되풀이된다. 이러지도 저러지도 못하다가 결국 또 다른 아이들을 따라 하게 된다. 지속적으로 일관성 있게 해야 성과가 나는데, 따라만 하다 보니 효과도 없고 엄마도 아이도 지치고 힘들 뿐이다.

아이에게 맞는 방법을 찾아야 한다. 우선 엄마의 성향을 객관적으로 파악해야 한다. 옆집 아이가 엄마의 철저한 계획과 빈틈없는 관리로 공부를 잘한다고 한다. 나도 그렇게 해볼까? 이렇게 생각하면 안 된다. 우선 내가 그렇게 할 수 있는지부터 점검해봐야 한다. 공부는 이벤트가 아닌 장기 레이스다. 길게는 12년 이상, 적어도 10년 가까이 달려야 하기 때문에 엄마의 일관된 태도가 중요하다. 엄마가 바쁘다는 핑계나 이런저런 이유를 대면서 일관성 있게 관리하고 점검할 수 없을 것 같으면 그 방법이 아무리 좋아 보여도 효과가 없다.

옆집 아이의 엄마는 별다른 잔소리도 안 하고, 부담도 안 주고, 신경도 안 쓴단다. 아이 혼자 알아서 잘한다. 엄마들이 가장 부러워하는 경우다. 그럼 처음부터 아이에게 믿고 맡기는 게 좋을까? '그래, 공부는 자기가 하는 거지.' 라는 생각에 따라 해보려고 하면 안 된다. 그렇게 하려면 진심으로 아이를 믿어야 한다. 불쑥불쑥 잔소리를 하면 안 된다. 속이 터지더라도 끝까지, 아이가 대학에 갈 때까지 유지해야 한다. 엄마 자신이 그럴 수 없을 것 같으면 이 방법이 아무리 좋다고 해도 따라 하면 안 된다. 눈을 씻고 봐도 아이를 칭찬할 것이 없다고 생각하는 엄마에게 이 방법은 맞지 않다. 엄마인 자신의 성향을 파악해보고 일관되게 잘할 수 있는지를 고민해야 한다.

엄마의 성향이 파악되면 아이의 성향을 잘 파악해야 한다. 혼자 두면 어설프고 더디지만 끝까지 하는 아이인지, 아니면 엄마가 간

엄마는 든든한 지원군

섭하고 확인해야 그나마 하는 아이인지를 살펴본다. 이때 엄마들은 아이에 대해서 잘못 판단하곤 한다.

아이들은 저마다 발달 속도가 달라서 일찍이 잘하는 아이들이 있는가 하면 한참 뒤에 잘하게 되는 아이들이 있다. 그런데 엄마들은 섣불리 평가해버린다. 초등학교도 안 들어간 아이에게 똑똑하다느니 그렇지 않다느니 하며 서슴없이 평가하는 엄마들을 보면 참 용감하다는 생각이 든다. 아이를 있는 그대로 바라보는 것이 중요하다. 내 자식은 내가 잘 안다고 생각하지만 그렇지 않다. 자신의 성향에 맞춰 또는 자신이 바라는 아이의 모습에 맞춰 아이를 판단한다. 그래서 잘 살펴봐야 한다. 그런 다음 서로에게 힘들지 않고 잘할 수 있는 기준을 정한다.

예를 들어보자. 학교 갔다 오면 놀고 난 다음에 숙제를 하려는 아이가 있다. 하지만 엄마는 숙제부터 해놓고 놀길 바란다. 이것은 성향의 차이지, 어떤 것이 더 착실한가의 문제가 아니다. 우선 아이가 하고 싶은 대로 하게 해준다. 아이가 놀다가 시간이 없어서 숙제를 못 했다면 그때 원인을 이야기한 후 엄마의 방식대로 해볼 것을 제안한다. 그런 다음 앞으로 어떻게 할 것인지 아이에게 정하게 하고 책임도 지게 한다. 이런 식이면 갈등할 필요가 없다. 엄마 마음 편하려고 아이의 말도 들어보지 않은 채 강요하지 말자.

아이의 성향을 파악했다면 학습이나 책 읽기를 아이 수준에 맞추자. 옆집 아이나 학원의 진도를 억지로 맞추지 말자. 한 번은 중학교 2학년 남학생의 아버지가 제본된 유인물 같은 것을 가지고 왔다. 아버지는 아이의 영어 점수가 너무 심각하다고 생각해서 아이의 영어 시험지와 교과서를 가지고 아이의 수준을 점검했고, 학원 교재가 아이에게 너무 어렵다고 판단했다. 그래서 영어를 어렵게 생각하는 아이 수준에 맞추어 아주 기본적인 영어 문법책을 틈틈이 정리했다는 것이다. 그걸 보는 순간 아버지의 정성과 아이를 배려하는 마음에 가슴이 뭉클해졌다. 아버지는 아이가 그걸 들춰 보지도 않는다고 서운해 했다. 아이들은 그렇다. 그래서 아이인지도 모르겠다. 이때 아이에게 아버지의 정성을 강조하며 세상에 한 권밖에 없는 소중한 문법책이니 열심히 하라고 강요해봤자 소용없다. 그래서 아이에게 기존의 문법책을 먼저 읽어본 후 똑같은 걸 설명해놓은 아버지의 문법책을 읽어보라고 했다. 그렇게 여러 번 하고 나서 물어보니 아이는 아버지가 만든 책을 보면 이해가 더 잘 된다고 했다. 아이의 눈높이에 맞춘 설명이기 때문이다. 아이는 아버지가 만든 책을 끝까지 공부했다. 아버지는 정말 고마워하셨다. 아이는 자기를 진정으로 도와줄 수 있는 사람은 아버지라는 것을 깨달은 듯했다. 아이들을 만나다 보면 이럴 때 가장 보람이 느껴진다. 아이 입장에서 아이를 잘 파악하면 정말 좋은 방법이 나온다.

엄마가 가장 잘할 수 있다

.

　우리나라 초등학생의 사교육 실태를 보면, 영어를 가장 많이 하고 학년이 올라갈수록 수학이 늘어난다. 그 다음으로 독서논술, 예·체능 순이다. 모든 통계를 보면 초등학교 때부터 부모들은 사교육에 대한 경제적 부담감을 가지고 있다. 사교육을 시키는 것도 남들이 다 하니까 불안해서 한다는 것이 가장 큰 이유이다.

　요즘은 어려서부터 사교육 없이 엄마와 함께 공부해서 놀라운 영어 실력을 보여주는 아이들이 많고, 온라인과 오프라인을 통해 방법을 공유하는 것도 활발하다. 독서는 주로 필독서 위주로, 책 하나하나가 개별적으로 소개되고 있다. 연령별 독서, 교과 연학교에서는 권장 독서 목록만 나눠주고 독후감 쓰기도, 독서 지도도 하지 않는다. 더구나 12년 연계성을 가지고 지도하지는 않는다. 아이 수준에 맞는 도서 목록도 아니다. 책을 읽고 내 삶과 연결시켜보고 경험을 공유하며 추억을 만들어가는 것은 엄마만 할 수 있는 값진 경험이다.

계 도서 목록 소개가 주를 이룬다. 그래서 유아 때나 저학년 때까지 열심히 책을 읽었더라도 그 이후 연계가 잘 안 된다. 그러다 보니 독서는 학원에 가거나 공부량이 많아지면 관심 밖으로 밀려나게 된다. 고등학생이 되면 학생부에 기록하기 위해 부랴부랴 책을 읽기 시작하는 아이들이 많다. 독서 지도는 엄마가 가장 잘할 수 있다. 왜 엄마가 가장 잘할 수 있는지, 왜 독서 선생님보다 엄마의 방법이 더 효율적인지 살펴보자.

우선 학교에서는 지속적으로 독서 지도를 하지 않는다. 책의 중요성을 강조하는 초등학교에서조차 독후감 위주로 지도한다. 그것도 쓰는 방법을 가르쳐주는 것이 아니라, 책을 읽었는지를 점검하는 결과물 중심이다. 심지어 과학의 날 행사로 과학책 읽고 독후감 쓰기는 빠지지 않고 시키지만, 과학책의 특성을 살려 쓰는 방법을 알려주는 선생님은 거의 없다. 그냥 독후감만 써오라고 한다. 아이들은 어떻게 써야 하는지조차 모른다. 심지어 상을 탄 독후감도 읽어보기 힘들다. 그래서 아이들 사이에는 "길게 쓰면 상 타요."라는 웃지 못할 기준이 생긴다. 이렇다 보니 독서 지도는 부모가 하는 것이 제일 좋다. 그러면 연계성을 가지고 지속적으로 지도할 수 있다. 아이 스스로 책을 고를 수 있게 되면 그때는 관심을 가지고 지켜보면 된다. 스스로 책을 선정할 수 있는 능력이 되면 독서에 대해 흥미를 가지고 있을 뿐더러 이미 가속도가 붙어 이해력도 높아진 상태라고 보면 된다.

중학교에 가면 어느 수업시간에도 독서 지도가 이루어지지 않는다. 친절하게(?) 과목별 도서 목록만 제시해주면 끝이다.

아이를 학원에 보내면 아이들이 아주 싫어하는 글쓰기를 해결할 수 있고, 아이에게 꼭 필요한 양질의 책을 선정해서 읽힐 것이라고 생각해서 안심한다. 옆집 아이도 다니고 있고, 안 다니는 것보다 다니는 게 낫다는 생각에 아이가 가기 싫다고 해도 학원에 보낸다. 학원에서 내준 숙제로 인한 스트레스는 아이와 엄마의 몫이다.

아이를 학원에 보내면 엄마는 독서는 해결됐다고 생각하고 관심을 두지 않게 된다. 하지만 근본적인 문제는 해결되지 않는다.

아이의 독서 습관은 잡히지 않고, 학원 다닐 때만 책을 읽고 학원을 안 다니면 책도 안 읽는다고 하소연하는 엄마들이 많다. 왜 그럴까? 일단 선생님이 아이의 수준을 정확히 알기가 힘들다. 설령 파악했더라도 아이에게 딱 맞춘 책을 선정하기 힘들다. 이미 팀으로 수업이 진행되고 있다면 그냥 선생님이 선정한 보편적인 책을 읽히게 된다. 또 아이가 독서의 가장 기본인 바르게 읽기를 잘하는지도 파악하기 힘들다. 바르게 읽기가 안 되면 그 다음에 이루어지는 사고력이나 추론하기, 생각 정리 등을 스스로 하기 힘들다. 그러면 선생님이 말한 내용을 그대로 수용하거나 다른 친구들의 이야기만 듣게 된다. 엄마들이 독서 수업을 통해 가장 기르고 싶어 하는 토론 능력은 키워지지 않는다.

아무래도 독서는 정서적인 부분이 많은 비중을 차지한다. 당장의 동기 부여도 안 되기 때문에 지속적으로 하는 것이 쉽지 않다. 학원에서는 진도 나가기에 급급해서 이런 문제들을 방치하고 넘어간다. 특히 엄마들은 일주일에 꼭 한 권씩 읽기를 바란다. 심지어 아이 수준보다 더 어려운 책을 읽기를 바란다. 그러다 보니 12년간의 교과과정을 정확히 알고 있지 않으면 학원 선생님도 수업하기가 힘들다. 어려운 책에 대한 엄마들의 요구에 응하다 보면 아이들은 책을 더 읽어 오기 힘들고, 책을 안 읽었으니 수업 참여도와 흥미는 떨어지게 된다. 이 또한 선행학습으로 다가와 부담감만 늘어난다. 그래서 엄마가 해야 한다. 앞에서 제시한 독서기록장 쓰는 법과 독후감 쓰는 법, 도서 선정하는 법 등을 참고하여 아이 상황에 맞게 시도해보자.

엄마가 잘할 수 있는 이유는 엄마는 바르게 읽기가 잘되기 때문이다. 엄마 세대는 학교에서 그렇게 교육받았다. 내용 정리하는 것도 무수한 노트 필기와 선생님들의 칠판 판서 수업을 통해 익숙하다. 그래서 기본에 가장 충실한 바르게 읽기를 아이와 함께할 수 있다. 바르게 읽기는 이해력을 바탕으로 한다. 청소년기에 암기력이 가장 높다면 이해력은 오히려 나이를 먹으면 높아진다. 따라서 엄마가 하기에 가장 적합한 것은 독서다. 아이가 책 읽기를 힘들어한다면 그림책부터 시도해보자. 요즘 그림책들을 읽고 나면 생각할 거리가 아주 많아 읽는 재미가 쏠쏠하다.

《할머니가 남긴 선물》이라는 그림책은 30쪽 정도의 짧은 이야기이다. 한 페이지에 2~3줄의 글이 나오는데 그림만 있는 페이지도 많다. 할머니 돼지와 손녀 돼지가 함께 살고 있었다. 할머니와 손녀는 청소, 빨래, 요리 등 집안일을 함께했다. 어느 날 할머니가 일어나지 못하게 되면서 손녀 혼자서 집안일을 한다. 다음 날 할머니는 도서관에서 빌린 책과 식료품점 외상값을 갚은 다음 "잘 간직했다가 현명하게 쓰거라." 하면서 돈을 지갑에 넣어준다. 둘은 동네를 산책한다. 마을 여기저기를 돌며 하늘의 구름, 나뭇잎에 비추는 햇살, 연못의 정자, 새소리, 흙냄새 등을 함께 느낀다. 집으로 돌아온 후 할머니는 침대에서 내려오지 못한다. '할머니

돼지와 손녀 돼지는 서로 아침까지 꼬옥 껴안고 있었습니다. 그렇게, 마지막으로 말입니다.' 이야기는 이렇게 끝난다.

"할머니가 남긴 선물은 무엇일까?" 하고 물어보면 중학생들조차 세 가지 이상 말하기 어려워한다. 이 책을 그림책이라고 덮어버리기는 너무 아쉽다. 엄마들은 네댓 가지, 아니 자신의 경험에 비추어 더 많이 찾을 수 있을 것이다. 엄마의 엄마(할머니)에 대한 추억도 아이와 함께 나눌 수 있다. 이것은 아무리 좋은 독서 선생님도 할 수 없는 부분이다. 책을 읽고 내 삶과 연결시켜보고, 경험을 공유하며, 추억을 만들어가는 것은 엄마와 할 수 있는 값진 경험이다. 이런 경험들이 아이와 소통할 수 있는 가장 좋은 통로다.

아이와 함께 성장하기

　마이크로소프트 같은 세계 굴지의 회사를 다니고, 회사에서는 전용 승용차와 기사, 스톡옵션 그리고 여행 경비 일체를 지원하는 백지 수표 등 충분한 보상을 해준다면 어떤 생각이 들까? 성공이라고 생각하는 모든 요소를 다 갖추고 있는데, 하루아침에 그걸 버리고 자신의 신념을 따를 수 있는 용기가 있을까? 우리나라에서는 좋은 대학을 졸업하고 대기업에 들어가면 일단 성공한 것으로 여긴다. 특히 요즘처럼 취업이 힘든 시기에는 더욱 더 부러움의 대상이 된다. 하물며 세계적인 기업이지 않은가? 전용 승용차와 기사, 스톡옵션에 백지 수표 여행경비라니! 이 정도면 내 자식

아이가 부모와 함께한 시간을 행복하게 추억하고 감사하며
자신이 하고 싶은 일을 하며 살아가는 것은 모든 부모의 바람이다.
더구나 자신의 신념대로 이 사회에 희망을 주고 나보다 어려운 사람들을
위해 살아가는 힘든 일을 해낼 수 있다면 감사할 뿐이다.

의 성공을 믿어 의심치 않고 뿌듯함과 기쁨에 들떠 주변을 살펴볼 여력이 없을 것이다.

마이크로소프트 호주 및 중국 지사의 이사로 재직 중인 존 우드는 휴가차 히말라야 트레킹을 떠났다. 그는 우연히 아주 형편없는 학교 시설에 놀라고, 더구나 책을 보관하는 캐비닛이 자물쇠로 잠겨 있는 것을 보고 의아해한다. 학교에 책이 많지 않기 때문에 책이 훼손되는 것을 막기 위해 캐비닛에 넣어두고 자물쇠를 채운 것이다. 보관된 책도 열어보니 여행객들이 버리고 간 것들이라 아이들이 보기에 부적절한 것들이 많았다. 존 우드는 충격을 받고 책

을 가지고 다시 오겠다고 약속한다. 그러나 교장은 믿지 않았다. 많은 사람들이 이 열악한 환경을 보고 그렇게 약속하지만 실제로 약속을 지킨 사람이 없었기 때문이다.

존 우드는 달랐다. 휴가가 끝나고 회사에 복귀해서 그 약속을 지킬 방법을 찾기 시작한다. 그는 고향집 부모님에게 메일을 보낸다. 친구들에게도 메일을 보낸다. 자신이 본 네팔의 교육 환경과 아이들이 읽을 수 있는 책을 보내야 하는데 도움이 필요하다는 것을 설명하고, 도움을 줄 수 있는 세 가지 방법도 제시한다. 우편 요금과 수수료는 자신이 부담하겠다고 제시한다. 모두의 작은 노력으로 세상을 변화시킬 수 있다고 간절하게 메일을 보낸다.

아버지에게 답장이 왔다. 아버지는 생각보다 많은 책을 모으는데 성공했고, 책을 보관하기 위해 차고에서 차를 빼냈다. 이제는 책이 너무 많아 셀 수도 없다고 했다. 이제 책을 보내기 위한 실질적인 방법을 찾아봐야 하고, 엄마는 이 일을 잘할 수 있도록 너에게 필요한 에너지를 채워줄 맛있는 저녁을 준비하겠다고 한다. 성공해서 잘 나가는 아들이 하는 엉뚱한(?) 일을 부모님은 열렬히 응원하고 동참한 것이다. 부모님의 이런 지원은 어디에서 나오는 것일까? 존 우드가 부모님을 믿고 일을 시작할 수 있었던 힘은 어디서 나온 것일까? 책을 읽으면서 내내 궁금하고 놀라웠다.

존 우드는 늘 책과 함께했던 어린 시절을 생생하게 기억하고 있었다. 일요일이면 어머니는 존 우드를 위해 신문의 만화란을 자주

Chapter 6

읽어주었고, 매일 밤 잠들기 전에는 동화책을 수없이 되풀이해 읽어주었다. 아버지는 존 우드의 열 번째 크리스마스 선물로 자전거를 사주었다. 그때부터 존 우드는 주말마다 자전거를 타고 집에서 5킬로미터 떨어진 공공 도서관으로 여행을 다니기 시작했다. 책은 한 번에 여덟 권밖에 빌릴 수 없었지만 존 우드의 열성을 높이 산 친절한 사서는 열두 권을 빌릴 수 있게 해주었다. 빠듯한 살림에 책을 많이 읽고 싶어 하는 열정적 독서가인 아들을 위해 아버지는 도서관에서 책을 빌려올 수 있게 자전거를 사준 것이다.

어린 시절 책을 읽었던 행복한 기억이 이런 일을 실행에 옮기게 해준 것이다. 존 우드가 이처럼 책을 좋아하게 된 데는 부모님의 노력이 자양분이 되었다. 아버지는 도서관에서 더 많은 책을 빌리기 위해 애를 쓰던 아들의 어린 시절을 생생하게 기억하고 있었다. 존 우드는 자신의 어린 시절을 생생하게 기억하는 아버지에 대해 놀라움을 금치 못한다. 아버지는 나를 항상 자랑스럽게 여겼다고 저자는 말한다. 이 부분을 읽으면서 자신의 계획을 처음으로 부모님에게 알리고 공유하면서 실행에 옮긴 이유를 알게 됐다. 부모님이 항상 자신을 자랑스럽게 여기고 있다는 것을 느낄 때 아이는 세상에서 가장 든든한 지원군을 얻었다고 생각한다.

이후 존 우드는 룸투리드 재단을 설립하고 제3세계 교육과 사선사업에 열정을 쏟아 붓기로 하고 마이크로소프트를 그만둔다. 그 후 네팔을 시작으로 베트남, 스리랑카, 인도 등 책이 필요한 지역에 책을 보내고, 학교와 도서관을 건립하며, 소녀들을 위한 장학금도 지원하고 있다. 존 우드의 여정은 한 사람의 열정으로 천만 명에 달하는 어린이에게 더 나은 미래를 줄 수 있음을 보여주는 살아 있는 사례가 된다. 그에게 룸투리드는 친구이자 애인이고 가족이며 살아가야 할 이유다. 존 우드의 아버지는 아들의 염려를 뒤로 하고 직접 도서관을 방문하여 아들이 이룬 기적을 함께 기뻐한다. 존 우드는 책의 마지막 부분에서 다음과 같이 가족들에게 고마움을 표시했다.

"글을 마치며 내가 답하지 못할 때에도 언제나 기다려준 가족에게 감사한다. 나에게 책을 읽어주었던 할머니와 누나에게 늘 고마움을 느낀다. 마지막 감사는 부모님께 하고 싶다. 할인쿠폰을 오려내며 빠듯하게 예산을 아껴 마련한 돈으로 우리를 여행에 데려가고, 내게 책을 사주셨다. 또한 스키, 캠핑, 하이킹 등의 다양한 즐거움을 가르쳐주었다. 나는 두 분을 사랑하고 또 그에 못지않게 존경한다." (존 우드, 《히말라야 도서관》, p.310)

아이가 부모와 함께한 시간을 행복하게 추억하고 진심어린 감사를 보내며, 자신이 하고 싶은 일을 하며 살아가는 것은 부모 모두의 바람일 것이다. 이 책을 읽으며 지금까지 우리 아이를 어떻게 기를 것인가에 너무 많은 집중을 하고 살았다는 것을 깨달았다. 내가 어떤 부모가 되어야 우리 아이가 더 행복하고, 존경(존 우드처럼)까지는 아니더라도 먼 훗날 이 시기를 아름답게 추억할까를 생각하고 실천하는 데는 많이 부족했다는 아쉬움이 남는다. 존 우드의 부모처럼 아이가 좋아하는 것을 맘껏 해보도록 자신의 상황에 맞춰 환경을 만들어주며 방법을 찾아보고 계속해서 지지해주는 노력이 부족했다. 아이가 어렸을 때는 부모가 바쁘다는 핑계로, 아이가 크면 공부에 집중해야 된다는 생각에 정말 소중한 것을 보류하고 미뤄둔다. '아이와 부모가 진정으로 행복하다는 것은 무엇일까? 하는 것을 깊이 생각해보게 하는 책이다. 아이의 성장을 돕고 그를 지켜보며 함께할 때 부모도 성장하는 것이다.

아들의 선물

"엄마, 선물이야!"

아들이 불쑥 내민 것은 유럽 여행의 추억을 담은 앨범이었다. 아, 나는 그만 할 말을 잊었다. 아들과 단둘이 이십여 일 동안 여행을 다녀온 흥분이 채 가시지도 않았는데, 아들은 다시 나를 감동시켰다.

"엄마가 가장 가고 싶은 나라가 어디야?"

아들은 이렇게 물어보며 올 여름에 둘이서 유럽 여행을 가자고 했다. 말할 수 없이 기뻤다. 가족 모두가 아닌 아들과 단둘이 처음으로 여행을 떠난다는 설렘과 기대로 열심히 여행을 준비했다. 내 아이들과 책을 함께 읽으면서 얻은 좋은 점은 공부력(이해력, 사고력, 공부 감성, 공부 습관)을 키운 것뿐만 아니라 무엇보다 엄마와 아들로서 서로에 대해 잘 이해하게 되었다는 것이다. 선물 같은 여행도 책을 읽으면서 서로의 취향과 성향을 잘 알 수 있어서 가능했다.

가 가고 싶은 나라는 스위스와 크로아티아였다. 아들은 스위스는 또 가고 싶은 나라이기에 좋고, 크로아티아는 자신도 안 가봤으니 좋다고 했다. 나머지 나라는 아들이 선택하기로 했다. 여행하고 싶은 도시를 생각해보라며 여행 가이드북을 주고 유럽 여행 사이트도 알려줬다. 그렇게 해서 일정과 경비가 결정되었다. 비행기 표, 숙소, 열차 패스 등 대부분을 미리 예매해서 경비를 산출했다. 아들은 아르바이트를 해서 열심히 모은 돈으로 혼자서 유럽 여행을 다녀왔는데, 이번에도 경비를 똑같이 부담하자고 했다. 내가 경비를 내려고 생각하고 있었는데 똑같이 분담하자고 하니 미안하기도 하고 자기 힘으로 해결하려는 아들이 한없이 고맙기도 했다.

"친구들이랑 가고 싶을 텐데. 엄마가 따라가면 부담될 텐데, 괜찮아?"

나야 좋지만 아들의 입장도 있을 것 같아 살짝 신경이 쓰였다.

"엄마도 그동안 일하느라 친구 분들이랑 여행도 제대로 못 가봤잖아요. 이제 저도 졸업하고 취직하면 시간 내기 힘들 테니 이번에 가는 게 좋겠어요."

아들과 함께한 26년이 주마등처럼 지나갔다.

큰아들은 초등학교 2학년 때 같은 반 친구들 다섯 명과 팀을 이루어 독서 수업을 시작했다. 그중에 세 명은 고등학교 3학년까지 쭉 함께했고, 엄마들이 간절히 원하는 대학에 진학했다. 중이 제 머리는 못 깎듯이 유능한 선생님도 자기 자식은 가르치기 힘들어한다. 답을 바로 확인할 수 있는 수학을 가르치는 것도 힘들지만, 독서 또한 직접 가르치는 것이 쉽지 않다. 엄마 생각도 아이 앞에서 진정성을 가지고 이야기해야 하고, 아이들도 사춘기가 되면 자기 생각을 선생님이자 엄마에게 솔직하게 말하는 것이 쉽지 않다. 더구나 발표한 내용에 대해 다른 아이들과 똑같이 객관적으로 칭찬해주고 지지해주기도 어렵다. 그러나 독서지도는 엄마가 해야 한다고 생각한다. 왜냐하면 학교나 학원에서 해줄 수 없는 12년간의 연계성을 가지고 지속할 수 있기 때문이다.

독서를 제대로 하면 감성과 인성, 공부하는 습관까지 갖출 수 있다. 독서를 통해 가장 튼튼한 공부력을 기를 수 있다.

내 아이를 개인 지도가 아닌 팀으로 수업할 때 나름대로 기준을 세웠다. 그리고 10여 년을 함께 수업하며 계속해서 지키려고 노력했다. 첫째, 수업시간에 나온 이야기나 못 해온 숙제는 다른 아이들과 똑같이 수업시간에 문제를 해결했다. 시간이 없어서 책을 읽어 오지 못했다고 하면, 아들의 일과를 옆에서 지켜보고 있어서 잘 알고 있지만 개별적인 잔소리를 하지 않는다. 특히 "네가 왜 시간이 없었어? 어제 애들하고 놀지 말고 했으면 되잖아." 같은 말은 절대 하지 않는다. 다른 아이들에게는 이런 잔소리를 안 하면서 내 아이에게만 그렇게 한다면 공평하지도 않고 친구들 앞에서 아들 자존심이 말이 아니게 된다. 이렇게 하면 함께 공부하는 다른 아이들도 불편할 것이다.

둘째, 평소 수업시간에 부족하거나 거슬리는 행동을 해도 따로 잔소리를 하지 않는다. 그러면 아이는 엄마와 하는 수업이 싫어질 것이 뻔하다. 다른 아이들보다 더 많은 잔소리를 듣기 때문이다.

셋째, 수업시간에 애들을 대하는 태도와 일상생활의 태도를 일관되게 지키려고 노력했다. 수업시간에 아이들에게 강요하거나 화를 내지 않고 아이 입장에서 이야기를 들어주고 칭찬해주는 모습으로 임했다면, 집에서 아들에게도 같은 태도로 대화했다. 중ㆍ고등학교 시험기간에 공부할 때도 따로 더 시키지 않고 다른 아이들과 수업시간에 공부한 실력으로 시험을 보도록 했다. 따로 공부를 더 시키면 아들의 공부 계획에 차질이 생겨 방해가 된다고 생각했다. 아들은 자신을 믿어주고 지지해주는 것을 매우 좋아하는 아이다. 나 또한 하나하나 챙기면서 시험기간에 밤늦게까지 함께 있는 것은 못 하는 엄마다.

다른 엄마들은 "아들이 알아서 잘하는 아이였나 봐요?" 아니면 "엄마 말을 잘 들었나 봐요?" 하고 쉽게 생각한다. 물론 고집도 세고 자기주장도 분명한 아이지만 자기 관리가 잘되는 아이라고 생각하고 기다리고 지켜보며 진심으로 믿어줬다. 누구나 장점과 단점을 가지고 있다. 나는 아이의 장점을 키우려고 노력했으면 했지 굳이 단점을 억지로 바꾸려고 하지 않았다.

아이들을 지도할 때와 같은 원리다. 아이들 글쓰기를 지도하면서 잘못된 부분은 지적하지 않는다. 오히려 잘한 점을 마구 칭찬해준다. 물론 잘한 점을 구체적으로 찾아서 칭찬했다. 그러면 아이들은 그렇게 변해간다. 왜냐하면 그것이 자신이 가진 장점이기 때문에 더욱더 잘할 수 있다.

아들과 함께 여행하면서 숙소나 여행지에서 만난 우리나라 사람들에게 가장 많이 들은 말이 "아들이 효자인가 봐요. 딸들은 엄마랑 여행을 오지만 아들들은 오려고 하지 않는데."였다. 처음에는 뿌듯하고 내심 기분이 좋았다. 자꾸 듣다 보니 '나는 딸이 없는데 어쩌란 말인가. 아들이랑 와야지. 불편한 것도 없고 듬직하니 좋기만 한데.' 하고 생각했다.

아들과 여행하면서 이태리 남부 투어를 미리 예약한 것과 바티칸 투어, 폼페이 유적지를 현지 투어로 예약한 것은 탁월한 선택이라고 여러 번 말해줬다. 여행이 기대 이상으로 만족스러웠던 이유는 아들의 세심한 배려 때문이다. 그것은 함께 책을 읽으면서 서로의 취향과 성향을 알 수 있었기 때문에 가능했다. 책을 읽으면서 얻은 좋은 점은 공부력(이해력, 사고력, 공부 감성, 공부 습관)을 키운 것이지만, 무엇보다 엄마와 아들로 서로에 대해 잘 이해하고 있다는 것이 가장 좋은 결과라고 생각한다. 여행도 그동안 함께 책을 읽으며 소통했기에 즐거운 추억으로 만들 수 있었던 것이다. 나에겐 선물 같은 여행이었다.

고민과 성장을 함께할 수 있다

중국의 극동 지방에서만 자라는 '모소 대나무'. 이 지방 농부들은 여기저기 씨앗을 뿌려놓고 매일 같이 정성 들여 키운다. 씨앗에서 싹이 나면 농부들은 수년 동안 정성을 다하지만, 모소 소나무는 4년이 지나도 불과 3센티미터밖에 자라지 않는다. 다른 지방 사람들은 이 모습을 보고 도무지 이해가 안 된다며 고개를 젓는다. 하지만 현지 농부들은 아랑곳하지 않고 조그만 싹을 정성들여 가꾼다. 대나무는 5년째 되는 해부터 하루에 무려 30센티미터가 넘게 자라기 시작한다. 그렇게 6주 만에 15미터 이상 자라면 빽빽하고 울창한 숲이 생긴다. 모소 대나무는 4년 동안 단 3센티미 엄마들은 아이들의 태도와 생각의 변화를 감지하지 못하는 경우가 많다. 아이는 계속해서 변하고 있는데 아이의 변화와는 무관하게 고정된 생각으로 아이를 대한다. 이런 상황에서 엄마가 공부 문제에만 집착한다면 관계는 더욱더 악순환이 된다.

터밖에 못 자랐지만 5년 후부터 그야말로 폭발적인 성장을 한다. 6주 만에 놀라운 일이 벌어진 것 같지만 처음 4년 동안 모소 대나무는 땅 속에서 엄청나게 뿌리를 뻗치고 있었던 것이다.

엄마들은 아이를 위해 밤낮없이 이보다 더한 정성과 노력을 기울인다. 4년만 참아서 아이에게 성과가 나타난다면 교육학자들이 가르쳐준 대로 엄마든지 좋은 엄마가 될 각오가 되어 있다. 그런데 10년, 20년 이상, 대학이라는 첫 관문을 통과하기도 전에 너무 많은 좌절과 불안감을 갖고 아이들을 지켜보아야 하니 힘들다. 더구나 결과까지 신통치 않은 경우가 많으니 힘이 빠질 수밖에 없다.

입장을 바꿔보면 엄마만 힘들고 불안한 것이 아니다. 아직 어린 아이들은 더 많이 상처받는다. 늘 고군분투하느라 힘들다. 부당하게 비교당하고, 어리다고 무시당하고, 폭언에도 상처받지 말고 공부만 하라고 강요받는다. 자신의 이야기를 들어주는 어른이 없다는 외로움과 이해받지 못한다는 좌절감에 아이들도 많이 힘들다. 어른들이 만들어놓은 규칙과 기준에 맞추기 위해 안간힘을 쓰고 있다. 학교와 가정에서는 오직 공부 잘하는 기준으로만 자신의 존재를 인정받을 수 있다고 생각하기에 너무 힘들다. 어차피 내가 아무리 열심히 해도 1등부터 줄을 세울 수밖에 없는 구조 아닌가? 엄마들은 아이와 대화하기가 너무 힘들고, 사춘기에 접어든 아이가 무슨 생각을 하는지 전혀 알 수 없다고 답답함을 호소한다. 반대로 아이들은 엄마는 내 말은 듣지도 않고 다른 엄마들 말만 듣는다고, 엄마가 친구나 옆집 아줌마를 안 만났으면 좋겠다고 말한다.

아이와 함께 책을 읽으면 아이의 고민과 생각을 함께 나눌 수 있다. 책을 읽고 나면 아이의 의견을 경청하게 된다. 평소에는 경청이 힘들어도 책을 읽고 자신의 생각을 이야기하면 경청하게 된다. 경청은 소통의 가장 중요한 첫 번째 단계다. 이렇게 아이의 의견을 듣다 보면 자연스럽게 칭찬도 하게 된다. 경청은 상대방을 존중하는 마음에서 시작되기 때문이다. 내가 말하는 것을 엄마가 존중해준다고 믿게 되면 아이는 자연스럽게 자신의 의견을 말하게 된다. 엄마에게 지지와 인정을 받으면 자신감이 생긴다. 존 듀

이 박사는 사람은 누구나 인정받는 인물이 되고자 하는 욕구가 있다고 말했다. 어린 시절 절대적 영향을 미치는 부모에게서 인정과 지지를 받는다면 자존감은 높아질 수밖에 없다.

엄마도 아이에게 생각을 자연스럽게 말할 수 있다. 아이의 이야기를 듣고 엄마의 생각을 말할 때는 아이의 생각을 듣지 않고 말할 때보다 일방적으로 내 생각만을 말하지 않게 된다. 아이의 생각에 자연스럽게 공감하고 지지해주었기 때문에 아이도 경계심을 덜 가지고 엄마의 생각을 들어준다. 물론 의견이 다를 수도 있다. 서로 의견이 다르다는 것을 확인하는 것도 엄청난 수확이다. 만약 같은 생각이라는 것을 확인한다면 이보다 더 좋을 수는 없다.

아이와 계속해서 책을 함께 읽으면 정말 좋은 점이 있다. 아이의 생각이 달라지고 성장하는 것을 함께 공유할 수 있다는 것이다. 아이들은 사춘기가 되면 몸뿐만 아니라 생각도 변하게 된다. 엄마들이 흔히 하는 실수가 아이들의 태도나 생각의 변화를 잘 감지하지 못하는 것이다. 아이는 변했는데도 아이의 변화와는 무관하게 고정된 생각으로 아이를 대한다. 어려서부터 아이와 함께 책을 읽었고, 아이의 의견을 경청하고 존중하고 지지해준 경험이 계속된다면, 엄마가 아이의 변화와 성장을 감지할 수 있기 때문에 갈등이 심하지 않고 문제 해결도 쉽다. 일상생활이 아닌 책을 매개체로 이야기를 나누었기 때문에 좀 더 객관적이고 논리적으로 이야기할 수 있으며 아이의 의견을 직접 비판하는 것을 피할 수 있다.

나를 돌아보고
인생 이모작을 설계하련다

아들의 문자를 받았다. 아들은 불쑥 이런 문자를 보내곤 한다. 이럴 때마다 내가 초등학생만 전문으로 가르치지 않고, 입시 국어만 가르치지 않은 것을 다행으로 생각한다. 아이들을 가르치기 위해 명작을 다시 읽어보고 딱히 관심이 없던 분야의 책을 두루두루 읽게 된 것이 크게 도움이 된다. 논술전형과 학생부종합전형에 대해 공부하고 아이들 입시를 지도한 경험도 많은 도움이 된다. 계속해서 사회에 관심을 가지고 책을 접한 것이 소위 말하는 인생의 이모작을 위해 참 다행이라고 생각한다.

지금까지 꾸준히 일은 했지만 엄마가 된 후에는 엄마 역할과 일

우리 아들

맘, 미디어와 사회변동이라는 주제와
관련해서 서평을 써야 하는데!
최근 트렌드와 관련된 단행본이나
미디어와 사회 변화를 이해하는 데
중요한 학술고전 같은 거,
혹시 책 추천 가능하심?

오후 5:20

나

엄마가 그냥 생각나는 건
당신을 공유하시겠습니까/구본권
아마존 세상의 모든 것을 팝니다/브래드 스톤
보랏빛 소가 온다/세스 고딘 정도?
소개 읽어보고 네가 생각하는 거랑
연관 있나 찾아봐.

오후 5:28

255

엄마는 든든한 지원군

을 우선순위에 두고 근 30년을 살아왔다. 인생 이모작에 대해서는 좀 소홀했다. 이제 인생 이모작을 설계하려니 나를 중심에 두고 생활해나가야 하는 삶이 기대도 되지만 불안하기도 하다.

김형석 교수가 쓴 《백년을 살아보니》를 읽으며 많은 생각을 했다. 백세 시대가 눈앞에 닥쳤지만 사실 백세 시대는 우리 부모님 세대는 생각지도 못했던 새로운 삶이다. 그래서 백세 시대에 대한 계획이나 도모해야 할 일을 구체적으로 준비하지 못했다. 이제 닥쳐서 생각해야 하니 당황스럽기도 하다.

그동안 아이들을 가르치는 데 도움이 되는 교육을 받고 공부해 왔다. 나를 위한 삶을 설계하는 것이 서툴긴 하지만 책을 읽고 아이들을 가르치던 방법을 나에게 적용해보면 어렵지 않을 듯하다. 우선 내가 하고 싶은 일이 무엇인지 생각해보고 좋아하거나 잘할 수 있는 일을 찾아보는 것이다. 새로운 일이지만 관심이 가는 분야도 찾아본다. 또 나의 성향을 객관적으로 살펴본다(그동안 타성에 굳어져 있을 수 있으니 전문가의 도움도 받고 싶다).

이런 계획들을 잘 실행하기 위해서는 우선 무엇을 준비해야 할까? 이런 것들을 계속 해나가기 위해 가장 기본적인 것은 무엇일까? 생각해보니 건강이 가장 중요한 듯하다. 건강을 위해 지금까지와는 다르게 소식(小食)을 해야 할 듯하고 운동도 꾸준히 해야겠다. 지금 시작하는 운동은 젊을 때 하는 운동과 달리 평생 할 수 있어야 하니 욕심을 부리지 않아야 한다. 욕심을 내려놓고 순리에 적응하는 마음도 필요하다.

《백년을 살아보니》 전체를 관통하는 내용은 자신이 잘할 수 있는 일을 하고, 순리에 따라 감사하며, 무리하지 않고, 주변을 돌아보며 생활하라는 것이다. 인생 이모작에 도움이 되는 책들을 좀 더 읽고 삶의 태도와 관점을 재정비해야겠다. 이제는 엄마로서뿐만 아니라 새로운 역할을(할머니, 시어머니의 역할도 주어지겠지) 편안하게 할 수 있도록 준비해야겠다.

부록
책 읽기 사례

제목: 지각 대장 존 / 존 버닝햄 글·그림 / 박상희 옮김 / 비룡소
제목: 딴생각 중 / 마리 도를레앙 글·그림 / 바람숲아이 옮김 / 한울림 어린이

대상 : 초등 저학년~중학생

두 권의 책을 읽고 초등학교 저학년, 고학년, 중학생에게 적용
해볼 수 있는 질문과 독후 활동을 소개하려고 한다.

두 작품 모두 그림책으로, 상상력이 풍부하고 환상적인 요소도
강하다. 글 양이 적고 내용을 생략하거나 축약하는 대신 그림으로
대체하거나 보충하였다. 그림을 통해 생각할 거리를 풍부하게 찾
아볼 수 있다.

두 작품은 그림책이라는 이유로 통상 유아 도서로 분류된다. 주
제나 책의 내용과는 무관하게 그림책이라면, 글이 짧은 문장으로
되어 있거나 내용 없이 그림만 나온다면 무조건 유아 도서 코너에

꽂히게 된다. 이런 일률적인 분류가 책 읽기의 깊이와 재미를 떨어뜨린다. 그래서 그림책을 선택했다.

책 읽기를 할 때는 우선 바르게 읽기가 가장 중요하다. 바르게 읽기는 책의 내용을 이해하고 독해하는 전반적인 행위를 말한다. 글의 흐름을 파악하며 중요한 내용에 내 생각을 덧붙이지 않고 책에 나와 있는 그대로 이해하는 과정이다. 바르게 읽기가 잘되어야 깊이 읽기, 확산적 읽기와 적용해보기를 잘할 수 있다. 토론하기도 활발하게 할 수 있다. 그러면 독후 활동도 다양하게 해볼 수 있어서 재미있는 책 읽기를 할 수 있다.

특히 내용이 짧은 책이나 그림책은 바르게 읽기와 내용 파악하기를 소홀히 하는 경우가 많다. 그러면 아이들은 특히 나이가 어릴수록 작가의 의도를 파악하기가 힘들다.

지각 대장 존

글·그림	존 버닝햄	옮긴이	박상희	출판사	비룡소

《지각대장 존》의 주인공 존(존 패트릭 노먼 맥헤너시)은 학교에 가려고 집을 나섰다. 한참을 가다가 하수구에서 악어 한 마리가 나와서 책가방을 물

고 놓아주지 않자 장갑을 던져 위기를 모면하고 학교로 달려간다. 하지만 지각을 하고 만다. 선생님이 지각한 이유를 추궁해서 존은 겪은 일을 그대로 말하지만 선생님은 '악어가 나온다는 거짓말을 하지 않겠다'는 말을 300번 쓰게 한다. 다음날 존은 학교에 가다가 사자를 만나 바지를 물어 뜯긴다. 겨우 사자를 따돌리고 학교에 갔지만 또 지각이다. 선생님에게 사실대로 말했지만 선생님은 거짓말을 하지 않겠다는 말을 400번 외치게 한다. 그 다음날 존은 지각하지 않기 위해 서둘렀지만 다리를 건너다 파도가 덮치는 바람에 또 늦고 만다. 선생님은 불같이 화를 내며 말도 안 되는 소리라고 소리 지르며 '다시는 강에서 파도가 덮쳤다는 거짓말을 하지 않겠습니다. 그리고 다시는 옷을 적시지도 않겠습니다'는 말을 500번 쓰게 한다. 다음날 학교 가는 길에 존에게는 아무 일도 일어나지 않았다. 학교에 도착하니 선생님이 커다란 털북숭이 고릴라한테 붙잡혀 천장에 매달려 있다고 구해달라고 한다. 존은 천장에 커다란 털북숭이 고릴라는 살지 않는다고 하며 집으로 돌아간다. 다음 날도 존은 학교에 가기 위해 집을 나선다.

이 책에서는 학교 가는 길에 매번 사건이 생긴다. 이때 바탕색은 노란색과 연두색 같은 파스텔 계열로 밝다. 이것은 학교를 갈 때 존의 기분을 보여준다고 할 수 있다. 존에게 학교 가는 길은 주변을 둘러보며 상상을 할 수 있는 시간인 것이다. 그래서 학교 가는 길은 나쁘지 않다. 그런데 선생님에게 혼나거나 벌을 받을 때는 바탕색이 없고 간단한 그림이나 검은색이 나온다. 이런 점을 아이와 이야기해보자. 물론 저학년이라면 쉽지 않다. 아이가 이런 것에 대해 관심이나 의문, 차이점을 발견했다면 아이의 생각을 충분히 들어보고 칭찬과 다양한 생각을 말해보도록 한다. 그리고 선생님은 점점 벌의 강도를 높이고 더 화를 낸다. 이런 점도 놓치지 말자.

학교 가는 길에 일어난 사건들의 특징도 살펴보자. 쉽게 일어날 수 없는 일들이다.

저학년이라면 선생님이 구해달라고 한 사건은 무엇인지, 그래서 어떻게 했는지 하는 내용도 물어봐야 한다. 아이들은 상상 속에 빠져 엉뚱한 대답을 하기도 한다.

이런 내용들을 확인한 후에야 깊이 읽기와 확산적 질문을 할 수 있다. 간혹 적용해보기도 함께 이루어질 수 있다. 책 내용과 아이의 반응을 보면서 조절하면 된다.

1. 존이 학교 가는 길에 어떤 일이 일어났나? 순서대로 말해보자.
2. 지각한 존에게 선생님은 어떻게 했나?
3. 선생님에게 일어난 일은 무엇인가? 그때 존은 어떻게 했나?
4. 선생님이 존에게 내린 벌은 점점 어떻게 변했나?
5. 존이 집을 나서서 학교에 갈 때 기분은 어떨 거라고 생각하나? (그림책의 색깔로 유추해본다.)

6. 존이 악어나 사자를 만난 이유는?

7. 선생님이 존의 이야기를 듣고 거짓말이라고 생각한 이유는 무엇이라고 생각하나?

8. 존은 왜 계속 혼나면서도 학교에 지각하는 것일까?

9. 존이 선생님을 구해주지 않은 이유는 무엇일까?

10. 존이 혼나거나 벌을 받을 때와 학교를 갈 때, 사건이 일어났을 때 분위기는 어떻게 다른가?

11. 학교에 지각한 경험이 있나? 그 이유는 무엇인가? 존과 다른 점은 무엇인가?

12. 존이 선생님에게 거짓말이라고 혼나며 벌칙을 받을 때 어떤 생각을 했나? 존은 어떤 기분일까? 나라면 어떻게 했을까?

13. 선생님은 왜 존이 한 말을 거짓말이라고 하며 화를 냈을까?

14. 존의 부모님은 학교에서 혼나고 오는 존을 어떻게 대했을까?

15. 존에게 학교 가는 길은 어떤 의미일까?

16. 선생님이 고릴라에게 붙잡혀 천장에 매달린 것은 무엇을 의미할까?

17. 존이 선생님을 구해주지 않은 이유는 무엇일까? (학년에 따라 아이들에 따라 다양한 답변이 나온다.)

18. 앞으로 존이 학교 가는 길에는 무슨 일이 일어날까?

19. 상상력은 어떤 역할을 하나?

20. 나에게 학교 가는 길은 어떤 시간인가?

21. 존은 정말 사자와 악어, 파도를 만났을까? 존이 하는 말을 거짓말이

라고 할 수 있을까?

22. 학교 가는 길(부모는 회사 가기)처럼 매일 반복해서 하는 일 중에서 나에게 중요한 일은 무엇인가? 또는 싫은 일은 무엇인가? 그 일을 나는 어떻게 대하는가?

23. 학교 가는 길에 어떤 일이 일어났으면 하고 상상한 적이 있는가?

25. 작가가 이야기를 통해 말하려는 것은 무엇이라고 생각하나? (초등 저학년은 어렵게 느낄 수 있으니 질문하지 않는다.)

26. 나에게 일어나길 바라는 사건은 무엇인가? 그 이유는? (아이의 기분 상태나 아이가 학교 가는 길을 어떻게 생각하는지 알 수 있다. 아이가 느낌을 말할 때 충분히 들어주고 공감하여 아이를 이해하는 기회로 삼는다. 섣불리 판단하거나 훈계하지 않는다. 아이도 말을 하면서 스스로를 돌아보는 계기가 된다. 소통하기 좋은 기회이지만 특히 조심해야 하는 질문과 반응이다.)

아이들이 질문에 대해 답할 때는 책에 나오는 선생님처럼 자기 기준으로 판단하여 아이의 의견을 막으면 안 된다. 훈계하고 질책하는 듯한 태도는 위험하다. 더구나 선생님처럼 일방적으로 자기 생각만 쏟아내는 것은 더더욱 안 된다. 그러면 아이는 책을 읽고 얻는 효과들, 즉 간접 경험, 감정 이입, 입장 바꿔 생각하기, 카타르시스 같은 정서적 경험을 할 수 없게 될 것이다.

✱ 이 책을 읽고 할 수 있는 독후 활동은 ✱

1. 느낌을 써보자.

2. 나에게 일어날 수 있는 사건을 만들어보자. (상상해서 발표하기)

3. 존에게 편지를 써보자. (앞에서 '나라면 어떻게 했을까? 나도 그런 경험이 있는지?' 같은 질문에 적극적으로 답을 했다면 공감도 위로도 잘할 수 있다. 그러나 앞에서 그런 경험을 말하지 않았다면 형식적인 편지 쓰기가 될 것이다. 심지어 엄마처럼 혹은 선생님처럼 타이르는 내용을 쓸 수도 있다. 학년이 어린 경우에는 더 그렇다. 그러므로 선생님이나 엄마의 태도가 중요하다.)

4. 존과 같은 친구가 반에 있는지 물어본다. 있다면 그 친구를 보면서 어떤 생각이 드는지 이야기를 나눈다. 또는 그 친구에게 해주고 싶은 말은 있는지 물어본다. (이런 아이가 실제로 있다면 무조건 선생님한테 혼나는 아이로 부정적으로 생각하는 것은 아닌지 살펴보는 것이 좋다. 아이가 그 아이를 싫어하거나 비판적으로 생각한다면 그 이유를 물어보고, 그 아이를 어떻게 대했는지 이야기를 나눈다. 그때 친구의 반응도 물어보고 앞으로 어떻게 대하면 좋을지 조심스럽게 접근하는 것이 좋다.)

5. 선생님께 편지를 써보자.

6. 내 기분을 그림으로 그려보자.

7. 내가 학교에 가는 모습을 그려보자.

8. 엄마에게 하고 싶은 말을 써보자.

9. 존과 선생님으로 나누어 역할극을 해보자. (이때 엄마가 존이 되어보고

아이가 선생님이 되어보는 것도 좋겠다.)

10. 아이가 해보고 싶은 독후 활동을 해보자.

위에서 제시한 활동 외에 아이의 반응을 보면서 다른 활동도 해보는 것이 좋다. 아이의 학년과 흥미도에 따라 적절히 가감한다. 위에 나온 활동들을 다 한다면 아이는 지루해하고 흥미를 잃을 것이다. 또한 대답하기 곤란해하는 것을 굳이 답하라고 강요해서는 안 된다.

충분히 아이의 말을 들어주고 공감해주고 지지해주는 것이 좋다. 독후 활동은 앞에서 한 활동을 바탕으로 좀 미진하거나 아이의 반응이 활발했던 것을 선택해서 해보면 좋겠다.

딴생각 중

글·그림	마리 도를레앙	옮긴이	바람숲아이	출판사	한울림 어린이

이 책은 《시각대상 존》과 함께 읽으면 좋다. 책을 따로따로 읽은 후 한 권만 수업해도 좋고, 두 권을 하나로 묶어서 수업하면 좀 더 풍부한 경험을 할 수 있다. 저학년보다는 이해의 폭이 넓은 고학년이나 중학생에게 적당

하다. 어른도 자신을 돌아보며 읽으면 좋다. 긴 글을 읽기 힘들어하는 고학년이나 중학생들이 읽으면 생각할 거리도 많고 다양한 생각을 해볼 수 있다.

《딴생각 중》은 표지부터 이야깃거리가 많다. 너무너무 다른 곳으로 가고 싶었던 주인공 나는 학교에서 공부를 하다가 결국 참지 못하고 학교를 나와 다른 곳으로 갔다. 다음 날 부모님이 학교에 불려왔다. 나는 선생님과 부모님에게 나에게 일어난 일을 설명했다. 달리는 말을 따라 가고, 멋진 사슴뿔 위에도 앉아보고, 큰 물고기들과 달리기도 했다. 결국 바다의 희귀한 돌들 사이에서 길을 잃고 말았다. 하지만 아무도 내 말을 듣고 싶어 하지 않았다. 아빠 손에 잡혀 집으로 오는데 아무 말도 들리지 않았다. 나는 틈날 때마다 빠르게 사라졌고 멀리까지 가서 엄마가 부르는 소리도 듣지 못한다. 엄마는 의사 선생님에게 내 귀를 보여주지만 선생님은 아무 문제가 없다고 한다. 부모님은 나를 몹시 걱정하며 피아노를 선물한다. 나는 피아노를 선물 받고 음악에 빠졌다. 그러나 음악이 너무 아름다워 또 다시 멀리 떠나자 부모님은 나를 더 걱정하기 시작한다. 시간이 지나 어른이 되어도 달라지지 않았다. 나는 여전히 멀리 떠나곤 했다. 멀리 떠났다 돌아온 어느 날, 나에게 일어난 일을 설명해줄 신기한 깃털이 옷에 묻어 있는 것을 발견한다. 나는 새에 대한 이야기를 쓰기 시작했다. 나는 이곳에 있어도 다른 곳에 있곤 했다. 드디어 나의 멋진 능력을 발견한 것이다. 사람들은 내가 쓴 이야기를 읽었다. 이제 사람들은 한 남자(어른이 된 주인공)가 높이 날고 있는 것을 보았다.

이 책은 표지부터 많은 의미를 담고 있다.

1. 날고 있는 새들의 무리를 보면 무슨 생각이 들까?

2. 나(주인공)는 너무나 다른 곳에 가고 싶다는 생각을 했다. 처음 그 일이 일어났을 때 주인공은 어디에 있었나?

3. 나(주인공)를 대신 나타내고 있는 것은 무엇인가? 그것의 빛깔은? 왜 그렇게 나타냈을까?

4. 나(주인공)는 참지 못하고 밖으로 나갈 때 무엇을 남기고 갔나?

5. 부모님을 학교에서 부른 이유는 무엇일까?

6. 부모님 손에 잡혀 오는 나(주인공)의 모습을 보면 무슨 생각이 드나?

7. 내(주인공)가 나가서 한 일은 무엇인가?

8. 내가 말을 하는데 아빠는 어떻게 했나? 왜 그랬을까?

9. 학교에서 집으로 오는데 나는 어떤 모습인가?

10. 아빠가 말한 "넌 정말 바람 같은 아이구나!"의 의미는 무엇일까? 아빠가 그렇게 말한 이유는 무엇일까?

11. 그 후 나는 어떻게 행동했나?

12. 엄마가 나를 병원에 데려간 이유는 무엇인가?

13. 의사 선생님이 내 귀에 아무 문제가 없다고 한 이유는 무엇일까?

14. 부모님이 나에게 피아노를 선물한 이유는 무엇일까?

15. 나는 피아노와 음악에 빠져 살다가 어떻게 되었나?

16. 어느 날 집으로 돌아와 발견한 신기한 것은 무엇인가?

17. 깃털은 어떻게 나에게 일어났던 일들을 설명해줄 수 있나?

18. 내가 딴생각을 한다는 증거는 무엇으로 알 수 있나?

19. "글을 쓰면서 나는, 이곳에 있으면서 다른 곳에도 있을 수 있었다."
라는 말의 의미는 무엇인가?

20. 주인공이 발견한 자신의 멋진 능력은 무엇인가?

21. 들리는 얘기로는 그날 사람들이 한 남자를 보았다고 했다. 그 남자는
누구인가?

22. "높이 나는 것"의 의미는 무엇일까?

23. 처음에 날고 있는 새는 노란색이었다. 그런데 마지막에 높이 날고
있는 새는 붉은 새다. 이것의 의미는 무엇일까?

24. '난다' 하면 어떤 의미들이 떠오르나?

25. 내가 나가서 함께 달린 '말'과 '물고기'는 무엇을 의미하는가?

26. 자신의 능력을 알기 위해서는 어떤 노력들이 필요할까?

27. 내가 날고 싶을 때는 언제인가?

28. 주인공처럼 자신의 능력을 찾기 위해 여러 시도들이 필요한 이유는
무엇이라고 생각하나?

29. 함께 날던 노란 새는 높이 날기 시작하면서 혼자 날고 있다. 무슨 의
미일까?

30. 제목이 '딴생각 중'인 이유는 무엇이라고 생각하나?

31. 주인공은 한동안 음악과 피아노에 빠져 살았다. 나도 빠져서 해본 일
들이 있나?

32. 주인공이 딴생각을 통해 얻은 것은 무엇인가?

33. 나는 언제 딴생각을 하나?

34. 사람들이(부모, 선생님 등) 보기에 주인공이 '딴생각 중'인 것처럼 보이는 이유는 무엇인가?

35. 작가가 주인공에게 이름을 지어주지 않고 '나'라고 한 이유는 무엇일까?

35. 다른 사람들이 보기에 '딴생각 중'인 것처럼 보여도 나에게는 소중한 시간인 이유는 무엇일까?

36. '딴생각' 혹은 '엉뚱한 생각'이 때로는 세상에 없는 새로운 발명품을 만들어 내거나 새로운 변화를 가져오곤 했다. 그런 예를 찾아보자.

37. 주인공처럼 딴생각을 하는 때는 언제인가? 주로 무슨 생각들을 하는가? 그때의 기분은 어떠한가?

＊ 이 책을 읽고 할 수 있는 독후 활동은 ＊

1. 책에 대한 느낌과 생각을 써보자.

2. 온종일 딴생각한 내용들을 써보자.

3. 내가 한 딴생각을 그림으로 표현해보자.

4. 이 책에서 내가 딴생각을 할 때 또 다른 나의 모습은 노란 새다. 나를 나타내는 모습을 그려보고 의미를 부여해보자.

5. 앞으로 어떤 일을 하고 싶은가? 어떻게 살면 주인공처럼 '멋진 능력'

을 발견하고 높이 날며 살아갈 수 있을까? 글로 정리해보자.

6. 내가 하고 싶은 일과 부모님이 강요하는 일 사이에 갈등하는 것이 있는지 살펴보고, 자신의 생각을 전달할 수 있는 방법을 모색해보자.

7. 부모님의 경험과 그것이 지금 나의 삶에 어떤 영향을 미쳤는지 진솔한 이야기를 자녀에게 들려주자.

8. 지금 '딴생각 중'인 것들에 대해 이야기해보자.

책을 읽을 때 바르게 읽고, 깊이 읽기를 하는 것은 매우 중요하다. 때로는 비슷한 소재나 주제를 표현한 두 작품을 함께 읽고 공통점과 차이점 등을 살펴보는 것도 재미있다. 이때 아이가 선택한 것은 존중해주고 그렇게 생각하는 기준을 물어보고 의견에 따르는 것이 좋다. 책을 많이 읽고 깊이 읽기가 잘된 아이들에게는 더욱 좋은 방법이다. 이렇게 하면 한 권씩 따로 읽었을 때보다 더 새로운 생각을 많이 할 수 있다. 이때 꼭 난이도를 따져서 선택하지 않아도 된다. 《지각대장 존》과 《딴생각 중》도 깊이 읽기나 생각해볼 문제의 난이도에 차이가 있다. 그러나 연결 고리를 찾고 시도해보는 것은 의미가 있다.

1. 두 작품이 공통으로 다루고 있는 소재는 무엇인가?
2. 공통점과 차이점을 찾아보자.

3. 어른들이 보인 반응에 대해 말해보자.

4. 책에서와 같은 행동을 내가 한다면 부모님(어른)은 어떤 태도를 보일까? 그때 나라면 어떻게 하겠는가?

책을 읽으면 우선 책 내용에 대한 바르게 읽기가 잘되어야 한다. 그러면 깊이 읽기와 확산적 읽기를 더 잘할 수 있다. 여기에 그치는 것이 아니라 나의 문제나 삶, 또는 우리 사회의 문제와 현상에 비추어 생각을 넓혀 나가야 한다. 그리고 문제를 해결할 수 있는 방법을 모색해보면서 문제 해결력을 기르는 것이 매우 중요하다. 능동적 책 읽기가 가능하도록 해야 한다. 질문에 너무 얽매이지 말고 아이가 충분히 이야기하고 싶게 만드는 것이 좋다. 특히 이 두 이야기는 부모들보다 아이들이 할 말이 더 많다. 자칫 잘못하면 엄마는 "존처럼 학교를 가다 다른 곳을 돌아보거나 상상을 해서는 안 된다.", "특히 선생님께 거짓말하면 안 된다." 같은 훈계를 할 수 있는데, 그러면 이 책을 읽는 의도에 어긋난다.

마
치
는
글

────

아이를 낳아 기르는 엄마들은 임산부를 보면 하나같이 이렇게 말한다. 아이가 뱃속에 있을 때가 편하지 낳으면 힘들다, 아이가 돌아다니기 시작하면 그때는 더 힘들어진다고.

아이의 입시를 치른 부모들은 사춘기가 무섭고 입시는 전쟁이라고 말한다. 엄마 역할을 하다 보면 쉬워질 줄 알았는데, 매 순간 새로운 상황에 직면하면서 어려움을 겪게 된다. 엄마는 자기 일에서만큼은 전문가이고 능력을 인정받아도 항상 흔들린다. 아이를 낳았을 때, 아이가 초등학교에 들어갈 때, 사춘기에 방황할 때, 마지막으로는 고등학교 3학년을 앞두고는 더욱더 흔들린다. 직장에

다니는 엄마들은 아이 때문에 직장을 그만둬야 하나 하는 고민을 많이 하고, 실제로 그만두기도 한다.

누구나 엄마 역할을 잘하고 싶지만 배운 적이 없다. 가정, 학교, 사회, 그 어디에서도 배우지 못하고 엄마가 됐다. 누구나 엄마 역할이 처음인데, 오늘도 엄마들은 너무 큰 부담을 안고 시행착오를 겪으며 고군분투하고 있다. 아이 문제는 소홀히 하거나 그만둘 수 없기에 정보를 찾아 헤맨다. 그러나 정보와 주장이 너무 많아 쉽게 방법을 찾지 못하고 불안감과 초조함만 더 커지고 만다.

공부도 잘하고, 자기 일은 스스로 알아서 하며, 인성까지 갖춘 행복한 아이로 자라길 바라는 것은 모든 부모의 소망이다. 하지만 그런 아이로 키우는 데는 정답이 없어서 힘들다. 아이마다 잘하는 것이 다르고, 타고난 성향도 다르기 때문이다. 형제, 자매 사이에도 다른 점이 많은데 하물며 우리 아이가 옆집 아이와 같을 리가 없다. 그래서 다른 사람의 주장이나 방법을 따라 하기보다는 먼저 엄마의 성향을 파악한 후 아이의 특성을 살려 나만의 기준과 방법을 모색하는 것이 우선 되어야 한다.

내 아이만 바라보고 있으면 객관적으로 평가하기가 힘들다. 옆집 아이는 다 잘하고 앞서 가는 것처럼 느껴져 자꾸 아이만 다그치게 된다. 필자도 아이와 함께 독서를 하지 않았다면 허둥대고 힘들어했을 것이다. 아이와 함께 책을 읽었기 때문에 아이의 생각을 알 수 있었고, 지지해줄 수 있었다. 아이와 함께 책을 읽고 독서가 습관화되면 아이가 공부를 잘하는 것은 물론 엄마와의 소통도 원활해진다. 또 엄마의 삶을 반추해보고 앞으로 나아갈 수 있는 힘도 얻을 수 있다.

이 책에서 제시한 방법들을 내 아이에게 적용해보자. 이 책이 공부로 힘들어하는 아이들과 부모님께 작게나마 도움이 되길 바란다.

기적의
초   등
독서법

2019년 1월 16일 초판 1쇄 인쇄
2019년 1월 23일 초판 1쇄 발행

지은이 | 오선균
펴낸이 | 이준원
펴낸곳 | (주)황금부엉이

주소 | 서울시 마포구 양화로 127 (서교동) 첨단빌딩 5층
전화 | 02-338-9151
팩스 | 02-338-9155
인터넷 홈페이지 | www.goldenowl.co.kr
출판등록 | 2002년 10월 30일 제 10-2494호

본부장 | 홍종훈
교정 | 이소현
본문디자인 | 윤선미
전략마케팅 | 구본철, 차정욱, 나진호, 이동후, 강호묵
제작 | 김유석

ISBN 978-89-6030-517-5 13510

＊ 본문 표지 아이콘 Designed by Freepik

황금부엉이에서 출간하고 싶은 원고가 있으신가요? 생각해보신 책의 제목(가제), 내용에 대한 소개,
간단한 자기소개, 연락처를 book@goldenowl.co.kr 메일로 보내주세요. 집필하신 원고가 있다면
원고의 일부 또는 전체를 함께 보내주시면 더욱 좋습니다. 책의 집필이 아닌 기획안을 제안해 주셔
도 좋습니다. 보내주신 분이 저 자신이라는 마음으로 정성을 다해 검토하겠습니다.